LUCIEN PICQUÉ

PSYCHOPATHIES ET CHIRURGIE

I

DOCTRINES ET FAITS

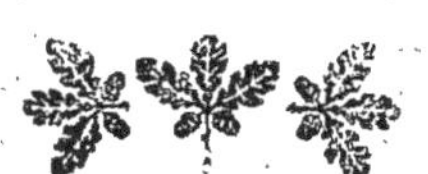

MASSON ET CIE, ÉDITEURS
120, BOULEVARD SAINT-GERMAIN, 120
PARIS

PSYCHOPATHIES ET CHIRURGIE

I

DOCTRINES ET FAITS

LUCIEN PICQUÉ

PSYCHOPATHIES
ET
CHIRURGIE

I

DOCTRINES ET FAITS

MASSON ET Cie, ÉDITEURS
LIBRAIRES DE L'ACADÉMIE DE MÉDECINE
120, BOULEVARD SAINT-GERMAIN, PARIS

1912

AUX FONDATEURS DU PAVILLON DE CHIRURGIE

DE L'ASILE CLINIQUE SAINTE-ANNE

H. LEROUX

ANCIEN DIRECTEUR DES AFFAIRES
DÉPARTEMENTALES
PRÉSIDENT DE LA COMMISSION DE SURVEILLANCE

P. BROUSSE

ANCIEN PRÉSIDENT DU CONSEIL MUNICIPAL
RAPPORTEUR GÉNÉRAL DU SERVICE DES ALIÉNÉS
AU CONSEIL GÉNÉRAL

A. LEFÈVRE

ANCIEN MINISTRE
ANCIEN PRÉSIDENT DU CONSEIL GÉNÉRAL
RAPPORTEUR AU CONSEIL GÉNÉRAL

H. THULIÉ

ANCIEN PRÉSIDENT DU CONSEIL MUNICIPAL
MEMBRE DU CONSEIL DE SURVEILLANCE
RAPPORTEUR

MM. H. Leroux et P. Brousse ont eu la pensée généreuse d'organiser pour la première fois, à Paris, l'assistance chirurgicale des aliénés et de fonder à l'asile clinique Sainte-Anne le Pavillon de chirurgie. MM. A. Lefèvre et Thulié ont compris l'intérêt scientifique qui s'attachait à cette œuvre et en ont facilité la réalisation par leurs rapports au Conseil général et à la Commission de surveillance.

La science leur doit une orientation nouvelle et les aliénés leur sont redevables du peu de bien que j'ai pu leur faire.

Je dédie aux fondateurs du Pavillon de chirurgie cet ouvrage qui représente la synthèse des travaux que j'ai faits dans ce service avec mes collaborateurs et mes élèves et je les assure de mon respectueux dévouement.

Lucien PICQUÉ.

AVANT-PROPOS

Le titre de ce livre pourra surprendre. Il est en effet difficile d'associer dans une pensée commune, chirurgien et psychiatre, dont les tendances diffèrent profondément et de vouloir rapprocher deux sciences qui sont si éloignées l'une de l'autre qu'elles ne semblent avoir d'autre lien commun que celui qui les rattache à l'art de guérir.

Il faut avouer d'autre part que le mouvement qui entraîne à l'heure actuelle les médecins vers la spécialisation, contribue à rendre ce rapprochement plus malaisé encore.

Il importe toutefois de remarquer que si « la division du travail » est devenue de nos jours une condition de progrès, celle-ci doit rester limitée aux applications pratiques et nous devons reconnaître que l'union étroite des diverses branches des sciences médicales est également indispensable au progrès scientifique.

Chargé depuis de nombreuses années du service chirurgical d'une importante population d'aliénés, j'ai pu, par une longue observation des malades, fixer les services que la chirurgie peut rendre à la psychiatrie, en même

cet égard a donné lieu de la part des aliénistes aux plus vives controverses.

Les premiers en effet acceptant comme démontrée l'opinion exprimée dans tous les temps par les philosophes et les médecins sur le rôle « quelque peu mystérieux » exercé par l'utérus sur le cerveau, admettent qu'à l'état pathologique celui-ci conserve un rôle prépondérant et reconnaissent comme intermédiaire le système nerveux périphérique.

Cette doctrine, défendue au siècle dernier par d'éminents esprits, vient de reparaître dans un récent congrès, et a paru rallier d'importants suffrages.

Je n'hésite cependant pas à penser que si les lésions utérines sont susceptibles de retentir sur le cerveau, on ne saurait combattre avec trop d'énergie l'idée d'une influence en quelque sorte « spécifique » de l'utérus dans la production du délire ainsi que l'interprétation qu'on invoque, non pas parce que celle-ci porte l'empreinte des idées d'un autre âge, mais parce qu'elle a la prétention de contenir la formule prophylactique des troubles mentaux au cours des affections gynécologiques.

C'est en effet au nom d'une doctrine contestable que toute une école gynécologique prétend aujourd'hui condamner les interventions bienfaisantes de la gynécologie opératoire au profit du principe de la « Restitutio ad integrum » qui conduit à une thérapeutique toujours décevante dans ses résultats quand il existe des lésions véritables et parfois dangereuses par l'inaction à laquelle elle condamne le médecin.

Etrange conception d'ailleurs d'après laquelle l'utérus serait en même temps l'origine des troubles mentaux chez la femme et le régulateur de son équilibre mental.

Or il n'est plus dans l'esprit de notre époque de rester immobilisé dans des doctrines et nous devons envisager les faits.

Pour ma part, je me suis appuyé sur la chirurgie générale pour déterminer le mode d'action des lésions périphériques sur le cerveau.

Mes études m'ont amené à reconnaître que les affections utérines ne méritent pas la place que lui ont attribuée les auteurs dans le cadre nosologique et que toute lésion d'organe ou de tissu peut agir sur le cerveau d'une façon identique.

Les considérations précédentes pourront, je l'espère, servir au chirurgien ; il trouvera dans ce livre les connaissances nécessaires pour le diriger avec sécurité dans un nouveau domaine qui s'ouvre à son activité.

C'est en effet grâce à celles-ci que la chirurgie pourra, de concert avec la médecine générale, imprimer à la psychiatrie une orientation nouvelle, en lui fournissant les éléments d'une thérapeutique rationnelle et en amenant ainsi le psychiatre à reconnaître désormais à celle-ci une place dans le traitement des maladies mentales.

PRÉFACE

Dans l'antiquité grecque, philosophes et médecins se prêtaient un mutuel appui. La philosophie empruntait à la médecine des notions qu'elle utilisait pour édifier des systèmes de métaphysique et de morale. La médecine de son côté qui ne procédait pas comme les sciences de l'époque, de la philosophie, demandait cependant à celle-ci des éléments de doctrines qui devaient l'orienter dans l'art de guérir.

Galien en déclarant que « l'âme est l'esclave du corps » affirmait ses idées philosophiques, dépassant d'ailleurs la conception d'Aristote, dont il se proclamait le disciple : mais il cherchait encore dans l'observation médicale les faits qui pouvaient justifier ses tendances matérialistes. Celle-ci devait le conduire à une doctrine qui resta célèbre pendant de longs siècles.

L'école somatique qu'il fonda au iie siècle fut à la fois une école philosophique et médicale. Ses travaux représentaient en effet l'ensemble des doctrines qui ramenaient

I

les maladies de l'entendement à des troubles corporels. Celles-ci rentraient dès lors dans le cadre des maladies physiques. Le corps seul était malade et non pas l'âme comme le voulaient les Spiritualistes.

Ainsi s'affirmait sur le terrain pathologique ce dualisme philosophique qui devait enchaîner la pensée humaine jusqu'à notre époque.

En outre le célèbre médecin de Pergame fut conduit à reconnaître que l'origine de la folie peut être à la périphérie du corps : les pages d'observation profonde qu'il a consacrées aux sympathies dans l'admirable « Traité des lieux affectés » qui constitue son principal titre de gloire, indiquent bien ses tendances. C'était une voie ouverte par l'école à une thérapeutique rationnelle mais qu'elle ne sut pas utiliser.

La doctrine galénique fut facilement admise par une nombreuse phalange de médecins et de philosophes à qui elle donnait satisfaction dans le domaine de la pensée et de la science.

Elle domina jusqu'au xviiie siècle.

A cette époque une nouvelle direction est imprimée à la médecine. C'est Morgagni qui, par ses immortels travaux sur les lésions du système nerveux, jette les bases d'une école somatique nouvelle : le solidisme qu'il oppose aux idées humorales anciennes fait rapidement de nombreux adeptes.

Désormais une rupture de la science et de la philosophie va se produire.

L'école empirique anglaise a bien par le génie de Bacon renoué dès le xviie siècle les traditions des anciens philosophes en rattachant la philosophie à la science et préparé ainsi une voie qui devait plus tard être suivie dans notre pays.

Mais le xixe siècle voit d'ailleurs naître des besoins scientifiques nouveaux. Les tendances encyclopédiques du précédent siècle, les idées philosophiques qui marquent l'époque de la Restauration ne répondent plus aux aspirations du moment. L'esprit veut s'affranchir des influences qui jusqu'alors avaient retardé l'évolution de la science.

Un grand mouvement se produit. Les médecins y prennent la plus large part : ils manifestent désormais leur dédain pour la pensée philosophique et ne veulent plus s'appuyer que sur les faits qui leur sont fournis par les procédés nouveaux de la science : nos méthodes scientifiques sont dès lors transformées de fond en comble : ce fut l'œuvre des savants illustres qui honorèrent la France de nos jours : ils furent d'ailleurs aidés par le perfectionnement prodigieux de notre outillage. C'est ainsi que s'effectua la renaissance de la médecine française.

En médecine mentale les mêmes tendances se manifestent : une nombreuse école abandonne la philosophie et cherche des voies nouvelles : elle va jusqu'à rejeter les enseignements de l'école somatique ancienne qui tout en s'appuyant sur la clinique avait puisé aux sources de la philosophie.

On admettait encore à ce moment que les troubles de l'intelligence étaient toujours secondaires et consécutifs à des modifications morbides de l'affectivité et de l'humeur : c'était l'opinion de Griesinger à laquelle celui-ci a d'ailleurs renoncé depuis. Elle constituait alors le dernier vestige du système galénique.

Mais la doctrine des folies primaires fait alors son apparition. Les divisions que l'antique psychologie avait établies dans les facultés de l'esprit sont désormais rejetées. D'autre part les recherches anatomo-pathologiques sont vigoureusement poussées.

Le cerveau reste le seul domaine de la folie ; son siège et sa cause y sont définitivement localisés ; celle-ci devient une quasi-entité pathologique à lésions variables mais à siège unique.

Quelques aliénistes du commencement du siècle subissent bien encore l'influence de l'école sensualiste nouvelle inaugurée en France par Condillac et Cabanis.

Esquirol, qui a le premier décrit les folies primaires mais, dont l'œuvre fut surtout clinique, Marcé, Morel dont la doctrine a été si souvent opposée aux partisans des origines extracérébrales de la folie, Loiseau, Azam et Mairet admettent dans certains cas l'origine périphérique du délire : leurs efforts échouent devant les nouvelles tendances.

De fait, grâce aux travaux qui font l'honneur de l'école française dans le cours de ce siècle, le cadre des psychoses organiques en médecine mentale va chaque jour s'agrandir. Celles-ci y occupent aujourd'hui une place prépondérante. Mais il est encore des psychoses qui manquent de substratum organique. Peut-on espérer qu'elles viendront s'ajouter plus tard aux psychoses organiques et que celles-ci absorberont la médecine mentale tout entière.

Beaucoup le pensent à l'heure actuelle. Or c'est là qu'apparaît le conflit entre les partisans des doctrines opposées.

Pour le plus grand nombre le principe de la folie à lésions primitivement cérébrales est devenu un dogme intangible. La lésion peut n'être pas connue mais elle doit exister ; certains devançant l'anatomie pathologique imposent aux formes non classées de la folie des lésions encore hypothétiques. Ils espèrent que les perfectionnements incessants de la technique parviendront à les déceler ; d'autres n'invoquent pour expliquer les déviations qui viennent à se produire dans les processus normaux de la pensée que des anomalies fonctionnelles ou dynamiques dues à une structure spéciale de l'encéphale qu'ils attribuent à l'hérédité : ils repoussent encore toute influence périphérique.

Certes, les progrès de la science autorisent bien des espérances mais en l'absence de lésions matérielles et tout en tenant compte des troubles dynamiques dus à l'hérédité il est conforme à la raison de rechercher en dehors du cerveau comme le faisaient les anciens les causes de la folie et de soumettre au contrôle de la science à l'aide des moyens nouveaux qu'elle met à notre disposition, l'expérience de vingt siècles.

Cette question fait l'objet de mes études depuis 25 années[1] : une longue et patiente observation des affections chirurgicales chez les aliénés et des résultats obtenus par l'intervention m'a amené à entrevoir l'action des lésions périphériques sur certains troubles de l'idéation.

Habitué à la discipline sévère d'une science essentiellement pratique je ne me suis laissé guider au cours de mes travaux que par des faits lentement accumulés ; ce sont eux qui m'ont appris, en dehors de toute préoccupation spéculative, que dans un certain nombre de cas la doctrine galénique devait être acceptée et qu'elle avait en pathologie comme en thérapeutique d'utiles applications.

Après de longues années d'un labeur ininterrompu pendant lesquelles avec le concours de disciples dévoués j'ai publié une série de travaux[1] je me suis décidé à soumettre pour la première fois mes idées à l'épreuve d'une discussion publique[2].

---

1. Ces travaux sont insérés dans une publication annuelle, *Chirurgie des aliénés*. Travaux du Pavillon de chirurgie, 7 volumes ; le 8e et le 9e sont actuellement sous presse. Masson, éditeur.

2. *Société médico-psychologique*, 1909. Discussion sur l'origine périphérique de certains délires.

Or j'ai rencontré des convictions irréductibles parmi des psychiatres estimés de notre époque et c'est pourquoi j'ai été amené avant l'heure que j'avais choisie à envisager des questions de doctrine.

Le livre que je présente aujourd'hui au public devait être dans ma pensée première l'aboutissant de mes études sur les aliénés ; je me proposais de l'écrire à la fin de ma carrière et pendant les loisirs de ma retraite. Mon but était de discuter avec des documents personnels le problème si intéressant pour le psychologue et le médecin des rapports du corps et de l'esprit.

Les circonstances en ont décidé autrement. L'intransigeance de certains vis-à-vis des origines extracérébrales de la folie m'a paru susceptible de compromettre une œuvre à laquelle j'ai consacré ma vie et que je crois utile ; j'ai dû abandonner le plan primitif que mes occupations actuelles ne me permettent pas encore de réaliser. Ce livre est devenu une préface nécessaire à mes travaux ; il conserve l'esprit de celui que j'avais entrevu tout d'abord.

Il ne peut entrer dans ma pensée de mettre en opposition deux doctrines. La folie à substratum cérébral a de solides assises grâce aux savants illustres qui ont avec succès continué dans ce siècle l'œuvre de Morgagni ; or depuis quelques années on s'est appliqué à agrandir son domaine en y ajoutant la notion de l'hérédité et de la cénesthésie ; mais le terrain qu'elle tend à envahir ne lui appartient pas encore.

Le but de ce livre est de montrer que la doctrine de l'origine exclusivement cérébrale de la folie ne peut prétendre à l'heure actuelle dominer la médecine mentale à l'exclusion de l'autre, que chacune d'elle a droit à une place en psychiatrie et qu'elles se peuvent compléter heureusement.

En ce qui concerne la doctrine des origines extracérébrales du délire que je désigne sous le nom de somatisme périphérique, j'ai étudié successivement les systèmes qu'on veut lui substituer, les faits qu'on lui oppose et les obstacles divers qu'elle a rencontrés de nos jours. Je me suis attaché ensuite à établir celle-ci sur des bases solides et à fixer ainsi la position qui doit lui appartenir aujourd'hui.

J'ai envisagé tout d'abord la dégénérescence mentale héréditaire et la cénesthésie.

En ce qui concerne la première beaucoup de psychiatres restant exclusivement confinés dans le domaine de la pathologie subissent l'influence de la célèbre doctrine de Morel et de Magnan.

Certes la doctrine de l'hérédité qui dès le xvii\u1d49 siècle avait eu en F. Plater un illustre précurseur doit être acceptée aujourd'hui aussi bien en pathologie qu'en psychologie. Ribot dans sa belle étude sur l'hérédité psychologique[1] qui

---

1. Ribot, De l'hérédité psychologique. Alcan, éditeur.

constitue pour son école un document considérable, nous montre que les modes de la vie mentale sont transmissibles sous leur forme normale. Les travaux des psychiatres français en ont confirmé la transmissibilité sous leur forme morbide.

Cette doctrine a éclairé d'une façon intéressante la psychiatrie contemporaine : grâce à elle la folie héréditaire a pris une place importante dans le cadre nosologique : le groupe des dégénérés a pu être cliniquement constitué par toute une École. Mais doit-on dire, avec ses partisans qu'on ne peut délirer qu'avec un cerveau pathologique transmis par hérédité et le délire ne sera-t-il toujours qu'un « aspect de la dégénérescence ». Peut-on admettre encore qu'aucune autre cause en dehors du cerveau dégénéré n'est susceptible d'engendrer le délire.

Tous ne souscrivent pas à cette conclusion vraiment décevante au point de vue de la thérapeutique, but final de nos efforts. Certains parmi les défenseurs les plus autorisés de la doctrine sont obligés de reconnaître des causes extra-cérébrales au délire chez les dégénérés. La notion d'hérédité peut s'allier d'ailleurs à celle des influences périphériques ; j'essaierai de démontrer que c'est dépasser de beaucoup les idées du fondateur de la doctrine que de les opposer l'une à l'autre.

Le terrain même de la dégénérescence mentale héréditaire s'est trouvé atteint dans son unité grâce à de récents travaux. L'influence du traumatisme a été démontrée. Je me suis en outre appliqué à prouver qu'en dehors de lui certaines lésions périphériques sont aussi susceptibles de créer un terrain pathologique semblable à celui qui provient de l'hérédité et que l'un et l'autre peut favoriser l'action des influences extra-cérébrales.

C'est maintenant au nom d'une physiologie cérébrale encore incertaine malgré les efforts d'une puissante école, qu'on invoque aujourd'hui la cénesthésie pour expliquer certains états mentaux comme l'hypocondrie.

A la cénesthésie périphérique (ensemble des sensations périphériques qui fournissent la matière première de notre vie mentale) se trouve substituée la cénesthésie cérébrale qui à l'état normal doit présider tout à la fois à la personnalité physique et psychique du sujet.

Cette cénesthésie peut être alors pervertie qu'il y ait ou non des lésions périphériques. Les sensations pathologiques naissent du cerveau lui-même et non plus de la périphérie ; elles mettent en mouvement l'activité cérébrale : et les troubles d'ordre fonctionnel ou dynamique qui sont la conséquence de cette perversion doivent expliquer tous les délires hypocondriaques.

Fondée sur une conception encore hypothétique du mécanisme cérébral, cette théorie est séduisante et paraît concilier la vérité scientifique avec des tendances philosophiques personnelles. Elle répond à un certain nombre de faits ; mais il semble néanmoins prématuré de l'élever au rang d'une doctrine générale. Elle reflète d'ailleurs l'esprit philosophique ancien en ce que dans son exclusivisme elle ne tient aucun compte de faits qui paraissent démontrés.

On comprend qu'avec les doctrines précédentes le rôle des lésions périphériques se trouve bien amoindri. Leurs partisans veulent ignorer ces lésions et quand celles-ci sont évidentes, ils leur refusent encore toute valeur pathogénique.

Or voici que la découverte même des lésions causales peut être rendue difficile et parfois impossible, en raison des influences d'école ou de dispositions légales particulières.

C'est d'abord Dubois l'éminent psychiatre bernois qui cédant à des préoccupations doctrinales que nous aurons à discuter émet l'opinion que chez l'aliéné la recherche des lésions est toujours inutile et le plus souvent préjudiciable et doit être en conséquence évitée, puis c'est la loi même sur le régime des aliénés qui par des lacunes regrettables constitue dans nos asiles français un obstacle parfois insurmontable non seulement au traitement des affections somatiques concomitantes et parfois causales mais même à l'examen des malades [1].

Il résulte de cette situation et de ces tendances que dans bien des cas l'origine du trouble mental peut être indéfiniment

---

1. VALLET, Protection légale de la santé de l'aliéné. *Thèse,* doctorat en droit. Paris, 1910.

PICQUÉ, *Presse médicale,* 27 mai 1911.

méconnu, quand il occupe un siège profond et nécessite des recherches spéciales ou minutieuses. Les observations restent dès lors souvent insuffisantes ou entachées d'erreurs.

D'autres causes enfin sur lesquelles nous insistons longuement retardent encore la connaissance exacte des rapports qui peuvent unir la lésion périphérique au trouble mental : ce sont les exagérations de certains partisans de la doctrine qui oubliant les distinctions à établir entre les variétés si différentes de l'hypocondrie n'hésitent pas à accorder à toutes une origine périphérique. Puis les erreurs de classification et de nosologie qui amènent tantôt à constituer des espèces dans lesquelles des lésions primaires du cerveau s'associent à des lésions périphériques tantôt à distraire arbitrairement du groupe des causes périphériques certaines d'entre elles qui doivent, comme les infections, y rentrer naturellement.

Ce sont enfin les tendances philosophiques qui se sont manifestées au sein même des écoles somatiques et que nous signalerons au cours de cette étude.

Ainsi s'explique la résistance qu'a rencontrée dans notre siècle la doctrine du somatisme périphérique : aussi était-il nécessaire d'en reprendre à nouveau l'examen et de la soumettre au contrôle exclusif de l'observation clinique : une méthode rigoureusement scientifique et dont j'indiquerai plus loin les principes était indispensable pour éviter les erreurs qui dans le passé lui avaient été si préjudiciables.

Je me suis appliqué en outre à considérer cette doctrine à travers les âges et à fixer ses rapports avec la philosophie.

Il était en effet intéressant d'en considérer l'origine et l'évolution. Cette étude historique nous apprend à connaître les savants et les philosophes qui aux diverses époques de l'humanité en ont fourni les éléments ou se sont appliqués à la défendre. Elle nous montre aussi comment les besoins d'une époque ou d'un pays l'ont fait successivement accepter puis repousser.

Des raisons géographiques avaient tout d'abord facilité l'importation en Asie Mineure, dès les premiers siècles de l'ère chétienne, de la philosophie grecque[1].

Les Musulmans, au cours de nombreuses excursions qu'ils firent dans ce pays, acceptèrent facilement la culture scientifique de la Grèce qui répondait à leur esprit pratique. C'est ainsi que le système de Galien put devenir la base de la médecine arabe. Par contre, la philosophie sur laquelle ce système s'appuyait y fut considérée comme une protestation contre l'Islam et combattue énergiquement par la théologie coranique ; elle devait tomber dans un complet discrédit.

Plus tard et tout en reconnaissant avec Daremberg et Littré l'influence des écoles latines, ce sont encore les invasions des Arabes qui ont favorisé en Occident la diffusion

1. Renan nous rappelle, dans son Étude « sur Averroès et l'Averroïsme » que la science hellénique avait alors en Orient l'influence que la science européenne y a acquise depuis un demi-siècle.

de la civilisation grecque. C'est par l'Espagne musulmane
que Galien dut d'être connu au moyen âge.

La doctrine galénique devait traverser victorieusement
cette période et triompher à la fois de la théologie et
de l'esprit de la Renaissance. Elle disparut au seuil du
xixe siècle et nous en avons indiqué les raisons.

Notre époque a d'une façon indiscutable puissamment
aidé à la marche de l'esprit humain, mais on peut toutefois
regretter que les progrès réalisés aient fait complètement
oublier l'enseignement du passé. Certes celui-ci a été fertile
en doctrines décevantes, parce que en dehors des tendances
générales, l'esprit moins discipliné au point de vue scientifique, moins retenu qu'il ne l'est à l'heure actuelle par
la masse de faits que nous devons à nos méthodes se laissait
facilement entraîner vers les généralisations hâtives.

Mais il n'en est pas moins vrai que le passé dont beaucoup se désintéressent à tort a possédé des hommes qui
savaient unir à ces tendances doctrinales d'admirables
qualités d'observation au point de vue médical. Nous
n'avons donc pas le droit de les ignorer et l'étude de
l'histoire nous apprend à les connaître.

Nous devons, comme le conseille Littré, rester attaché
aux traditions du passé et rechercher constamment le rapport de nos connaissances actuelles avec les productions
antérieures. « Rien, dit-il, ne fortifie plus le jugement que
cette comparaison : l'impartialité de l'esprit s'y développe,

l'incertitude des systèmes s'y confirme et l'on découvre dans l'ensemble un enchaînement philosophique qui est en soi une leçon. » Ce jugement justifiera, je l'espère, les longs développements historiques dans lesquels j'ai cru devoir entrer.

La doctrine du somatisme périphérique présente avec la philosophie des rapports qu'il était utile de préciser.

Au commencement du xixe siècle, celle-ci reprenant les traditions de l'antiquité et de la Renaissance et s'inspirant directement de la philosophie anglaise prenait contact avec la science. Elle comprit qu'en dehors d'elle toute spéculation devenait vaine et lui emprunta désormais ses méthodes et sa discipline. Elle s'en écarta toutefois au moment de la réaction philosophique et religieuse qui marqua l'époque de la Restauration, mais elle devint depuis, pour toute une école, en France et en Allemagne, objective et expérimentale.

De ces tendances nouvelles naissait une conception « empirique » touchant la formation de la pensée. Dans celle-ci l'esprit, comme il a été dit, est replacé dans la nature. Celui-ci est un miroir sur lequel les sensations venues de la périphérie viennent refléter les phénomènes naturels.

Tel fut le point de départ de la psychologie scientifique inaugurée par Cabanis et défendue aujourd'hui par Ribot avec une très grande autorité.

Pour beaucoup à l'heure actuelle cette conception présente l'inconvénient « d'émietter la conscience », et de conduire à un atomisme psychologique qu'ils refusent d'admettre.

Des écoles récentes tendent à établir aujourd'hui « la continuité de la conscience » : quoi qu'il en soit « l'empirisme » a utilement servi sous cette forme la psychologie scientifique. Il peut également aider le pathologiste dans l'étude des rapports des lésions périphériques avec les troubles mentaux.

A l'état normal les impressions périphériques constituent les premiers éléments de notre vie mentale. A l'état pathologique les mêmes impressions peuvent venir troubler celle-ci.

Les modalités normales et pathologiques de la pensée humaine peuvent reconnaître la même origine : ainsi la doctrine médicale s'appuie sur la psychologie.

Mais on ne saurait aller plus loin. Certains ont eu le tort de confondre la méthode avec la doctrine philosophique, en lui imposant le terme de matérialisme scientifique qui suppose une métaphysique qu'elle ne saurait comprendre.

Or justement W. James reproche à l'empirisme de réserver l'idée métaphysique et de laisser persister le dualisme entre l'esprit et la matière; et de fait tous ceux qui dans la recherche des généralités les plus élevées ont utilisé la méthode expérimentale sont restés idéalistes; Cabanis qui avait inauguré cette méthode avait conservé un idéalisme qui lui fut souvent reproché. De même chez Wundt l'esprit métaphysique s'unissait à l'esprit scientifique. Tous cherchaient à réserver les idées philosophiques léguées par leurs prédécesseurs ; à notre époque seulement H. Spencer dans sa théorie évolutionniste de l'association et Ribot dans son « Hérédité psychologique » où il s'est rallié à l'opinion du philosophe anglais se sont appliqués à coordonner les lois de l'esprit aux lois des choses par la notion de l'évolution et de l'hérédité et à libérer ainsi que le voulait W. James la doctrine de la formation des idées de « l'illusion métaphysique ». C'est ainsi que le terme de matérialisme scientifique pourrait se justifier.

Quoi qu'il en soit le savant a une voie différente à suivre ; s'il est libre personnellement d'adopter le système philosophique qui répond le mieux à sa nature et à ses aspirations intimes, il doit se maintenir rigoureusement dans le domaine de la science, aux faits observés. Les grands problèmes à la solution desquels le philosophe est amené constituent dans leur ensemble, comme l'a rappelé justement Ribot, une poésie qui n'a rien à faire avec la science. Le savant n'a à envisager que la seule « philosophie de la science », c'est-à-dire la méthode scientifique qui complète celle-ci en éclairant les faits soumis à son observation ; c'est elle qui le conduit à l'hypothèse, c'est-à-dire à la doctrine toujours provisoire, mais cependant nécessaire qui résulte de la généralisation exclusivement scientifique des phénomènes particuliers. Cette discipline nous a été enseignée

par les grands savants du xixe siècle. C'est elle qui m'a
conduit à emprunter à la psychologie scientifique l'hypothèse qui a servi de base à mes études.

Nous avons dit que la doctrine devait s'appuyer exclusivement sur la clinique. Or les anciens n'avaient à leur disposition que la méthode d'observation établie uniquement
sur l'évolution parallèle du trouble mental et de la lésion
périphérique : ce fut la seule suivie jusqu'à nos jours. Mais
elle présente l'inconvénient que l'observateur y joue un
rôle en quelque sorte passif et ne peut exercer aucune *action
immédiate* sur la marche des phénomènes. Et c'est ainsi
que j'ai été amené à fonder une méthode chirurgicale qui
me paraît indispensable pour donner à l'observation la
rigueur scientifique qui lui a manqué jusqu'ici.

Dans celle-ci l'acte chirurgical constitue « le moment
décisif ». Celui-ci permet de diriger l'observation et de lui
donner un caractère vraiment scientifique.

L'observateur ne se borne plus à enregistrer d'après
certaines règles les phénomènes qui se présentent à son
attention.

Il règle lui-même les conditions de l'expérience. Il peut
rompre le lien supposé entre la lésion et le trouble mental
au moment qu'il a choisi lui-même et dans des conditions
qu'il peut fixer à l'avance.

Il observe dès lors comme un expérimentateur un état
de choses qu'il a créé lui-même et il en suit les diverses

phases. Il a encore le pouvoir dans les cas analogues de reproduire cette rupture autant qu'il le veut.

La méthode comprend une série d'éléments : 1° La connaissance du malade qui permet de réunir des espèces morbides comparables, véritables constantes, parfois difficiles à isoler, tant sont variables pour chaque observateur les conditions mêmes de l'examen. 2° L'étude des rapports de la lésion avec la maladie mentale, c'est-à-dire la détermination rigoureuse de la part qui revient à la lésion périphérique et au trouble mental concomitant dans les troubles subjectifs qui s'offrent à l'observation. 3° Les conditions de l'acte opératoire lui-même qui doit être le même dans les cas analogues et être exécuté d'une façon identique. 4° Le procédé statistique qui met en série des éléments exactement superposables.

La méthode emprunte encore à diverses branches des sciences médicales parmi lesquelles la pathologie générale, l'anatomie pathologique, la psychiatrie et la clinique, des éléments de certitude et de contrôle. C'est à celles-ci qu'il appartient surtout d'interpréter scientifiquement les divergences observées dans les résultats obtenus.

En précisant l'observation et en permettant l'interprétation des résultats, cette méthode chirurgicale paraît susceptible de déterminer le degré d'exactitude de la doctrine des origines périphériques de la folie et de fixer la position qu'elle doit occuper aujourd'hui en psychiatrie. Si elle justifie mes espérances la chirurgie pourra ainsi, en s'élevant des contingences indispensables de l'art aux spéculations de la science, servir d'arbitre dans le conflit qui divise les partisans de doctrines opposées et contribuer à la solution d'une question qui n'a pas encore été résolue par d'éminents esprits. J'exposerai cette méthode avec tous les détails qu'elle comporte dans le dernier chapitre de ce livre et j'indiquerai les résultats qu'elle a donnés jusqu'ici.

Les médecins qui liront ce livre apprendront à connaître une doctrine médicale et ses applications pratiques. Ils y trouveront l'origine et les bases philosophiques d'une chirurgie nouvelle.

Pour en faciliter la lecture, je me suis appliqué à rester dans le domaine de la pathologie générale et à pénétrer le moins possible sur le terrain de la pathologie appliquée. Je n'ai d'autre part envisagé les résultats obtenus que dans leurs rapports avec la doctrine médicale.

J'espère ainsi que tous ceux qui étudient dans la pathologie humaine les modalités et les origines de la pensée trouveront dans cette étude des documents historiques utiles et des faits pathologiques encore peu connus.

Salzbourg, 24 août 1909.

PSYCHOPATHIES ET CHIRURGIE

CHAPITRE PREMIER

INTRODUCTION A L'ÉTUDE DES RAPPORTS PATHOLOGIQUES DU CORPS ET DE L'ESPRIT. — HISTOIRE ET DOCTRINES.

Sommaire : Des rapports du corps et de l'esprit dans l'antiquité. Platon. Aristote précurseur de la psychologie expérimentale. Résumé de sa doctrine. Conception organique de la pensée à l'état normal et pathologique.

Origine de l'école somatique ancienne. Conception galénique. Galien s'appuie sur la philosophie aristotélicienne. Son traité des mœurs de l'âme. Les lieux affectés : sympathie et folie sympathique.

Apparition de la doctrine en Occident. Historique. Les invasions arabes en Asie mineure mettent le monde musulman au contact de la civilisation grecque. Philosophes et médecins arabes. L'école de Bagdad : Rhases. Son successeur : Avicenne disciple d'Aristote. Invasions arabes en Occident. C'est par l'Espagne musulmane que les travaux de Galien pénètrent surtout en Occident, Raymond de Tolède. Le dernier philosophe musulman de Cordoue : Averroes.

Importation directe de la science grecque par la Sicile et le royaume de Naples. Les écoles romaines. Henschel de Berlin, Renzi de Naples, Littre et Daremberg.

Au moment de la Renaissance la doctrine de Galien survit à la disparition de la littérature gréco-arabe : elle domine jusqu'à la fin du xviiie siècle.

De la folie sympathique à travers les âges. 1° Avant l'ère chrétienne. Hippocrate, Aretée de Cappadoce ; 2° le Bas-Empire : Soranus, Celse, Oribase, A. de Tralles, Paul d'Egine.

Le moyen âge, la Réforme : la médecine et la théologie. Paracelse, Van Helmont, F. Plater, Th. Bonet : Le Sepulcretum.

La fin du galénisme. L'école somatique moderne : Morgagni.

La psycho-physiologie.

Période moderne et contemporaine : L'école empirique anglaise et française.

Les sensualistes français. Condillac et Cabanis : La psychologie expérimentale.

L'école de Wundt de Leipsich.

L'école de Ribot : La psycho-pathologie.

Pour bien comprendre les origines de la doctrine des rapports pathologiques du corps et de l'esprit, il me paraît indispensable de remonter à la philosophie grecque sur laquelle elle s'est appuyée et d'en connaître les tendances.

Or dans l'antiquité grecque, la plupart des philosophes admettaient déjà l'influence des sensations sur les modalités de la pensée.

Platon qui dans sa conception idéaliste pensait que les idées se trouvent primitivement dans l'âme et ne viennent pas du dehors reconnaissait lui-même que l'âme n'est pas séparée du corps. Il nous montre dans le Timée que des trois âmes dont il accepte l'existence, l'immortelle placée dans le cerveau est avilie et troublée par les âmes inférieures surtout l'âme abdominale, la moins noble des trois et qui appartient aux appétits et aux désirs.

Dans un véritable essai de psychologie morbide, il pense que les maladies de l'âme peuvent être une conséquence de la mauvaise constitution du corps. « Pour presque toute intempérance dans les plaisirs, nous dit-il, tout reproche qu'on fait, comme s'il s'agissait de fautes réputées volontaires, est injuste : car personne n'est mauvais de plein gré mais on est vicieux à cause d'une mauvaise constitution du corps ou à cause d'une éducation mal réglée, pour tout homme c'est un malheur qui est indépendant de la volonté » (Cité par Galien, *Traité des mœurs de l'âme*, 7ᵉ chapitre, Œuvres de Galien par Darenberg, 1854).

Et c'est ainsi que le grand idéaliste de l'antiquité faisait reposer sa morale comme celle de Pythagore sur les règles d'une hygiène bien entendue. Mais le contraste n'est qu'apparent et Émile Faguet dans son ouvrage récent « Pour qu'on lise Platon », s'est appliqué à mettre en relief le caractère tout idéaliste de sa morale. Platon reconnaît comme nécessaire l'harmonie de l'âme et du corps, mais pour lui les soins à donner au corps ne valent qu'autant qu'ils sont destinés à faire du corps un bon serviteur de l'âme.

Aristote qui ouvrit la voie au matérialisme reconnaît dans ses Analytiques comme Hippocrate et Épicure que les sensations constituent les véritables matériaux de nos connaissances.

C'est dans la connaissance physique de l'homme comme il a été dit très justement qu'il puise les notions fondamentales sur lesquelles il a établi sa métaphysique : c'est la méthode empirique qui lui fournit les bases de son système philosophique.

Aristote développe sa conception dans son traité de l'âme dont Bain [1] nous a présenté une analyse très complète.

En certaine de ses parties ce traité est un chef-d'œuvre d'observation. Contrairement à Platon, il admet que notre esprit ne peut posséder aucune notion avant de subir le contact des objets extérieurs.

Toute idée doit s'accompagner d'une perception : Sans la perception par les sens, l'homme ne peut ni apprendre ni comprendre ». Aristote fait toutefois une large place à l'idéalisme : au-dessus de la nature, il place un principe supérieur (âme) sans lequel la nature ne saurait se mouvoir. « L'âme actionne donc le mécanisme et celui-ci n'arrive qu'en dernier lieu ».

Il est intéressant de suivre le grand philosophe dans l'exposé de son système.

Inaugurant une méthode fructueuse que devait employer de nos jours Lamark et tous les naturalistes de notre époque il prend pour base le règne végétal ; il étudie la vie d'abord chez les végétaux et les animaux inférieurs.

Se séparant encore de Platon, il ne reconnaît qu'une âme avec des facultés multiples qu'il étudie chez les végétaux (âme ou fonction nutritive des plantes : croissance, décomposition et génération) puis chez les animaux (âme sentante des animaux qui comprend la perception par les sens), enfin chez l'homme (âme noétique pensante et intelligente qui comprend le jugement et la comparaison).

Ainsi donc l'âme préside en même temps aux fonctions végétatives de reproduction et à celle de la pensée, mais pour Aristote l'imagination et la mémoire n'appartiennent pas à l'âme noétique : elles sont une continuation du mouvement des sens et constituent comme une âme (faculté) intermédiaire aux deux dernières. Il restreint encore le rôle du « nous » et admet que la pensée dépend de l'imagination et que celle-ci se confond avec la pensée.

Quant à l'essence même de l'âme, il insiste sur le fait que l'âme (principe supérieur à la nature) n'est pas une entité à part : il la rattache d'une façon générale à la distinction de la forme et de la matière qui est un des traits principaux de sa métaphysique.

Ainsi, pour lui, l'âme appartient à l'essence de la pensée mais la forme (relatum) a besoin de la matière (correlatum) et n'est rien sans elle.

---

1. BAIN, *Les sens et l'intelligence.* Paris, Germer-Baillière, 1874. Voir *Psychologie d'Aristote.*

« En tant que relatum l'âme est inintelligible et dépourvue de sens sans son correlatum » celle-ci dépend du corps par ses actes et manifestations.

Il est vrai que dans une autre partie de son Traité il admet encore que l'âme noétique est corrélative de choses distinctes de la matière. A côté de « l'intellect passif qui plonge ses racines dans nos organes » il place un intellect actif, spirituel « l'acte pur », « la pensée de la pensée » qui se soude à l'âme sensible au lieu d'en sortir.

La doctrine d'Aristote a été diversement jugée et réclamée par des écoles opposées.

Lange[1] qui l'a étudiée avec soin déclare « que son système joint à l'apparence de l'empirisme tous les défauts de la conception du monde socratico-platonique, défauts qui altèrent la recherche empirique ». Pour lui Aristote n'aurait eu que « des velléités d'empirisme ». Chaiguet[2] considère qu'Aristote est un Platonicien dissident mais un Platonicien. Or il semble nécessaire pour apprécier la doctrine d'Aristote au point de vue qui nous intéresse, de distinguer le savant du philosophe et d'envisager séparément sa conception métaphysique de la partie physique de son système.

En acceptant les idées de son temps et malgré ses hésitations, ses incertitudes et ses erreurs, on ne peut dire qu'il ait nui à la méthode qu'il avait adoptée. Comme savant, il a utilisé la vraie formule d'étude de la nature, la seule qui soit véritablement scientifique[3] et qu'on a eu le tort selon moi de désigner sous le nom de matérialisme scientifique[4]. Tout pour lui en effet a ses origines dans l'expérience. Les idées les plus élevées comme les plus humbles, les principes généraux comme les principes spéciaux, tout dérive de la sensation et Clodius Pyat[5] déclare que sur ce point Aristote n'a jamais varié. Son disciple Decearque a résumé sa doctrine en disant que l'âme est une harmonie des éléments corporels.

Comme métaphysicien Aristote s'est montré idéaliste. « L'acte

1. LANGE, *Histoire du matérialisme et critique de son importance à notre époque*, 2 volumes, 1877. Remwald et Cⁱᵉ, éditeurs. Traduction française par Fourmerol.

2. CHAIGNET, recteur de l'académie de Poitiers, *Essai sur la psychologie d'Aristote*. Hachette, 1884.

3. Paul JANET et Gabriel SÉAILLE, *Histoire de la Philosophie. Les Problèmes et les Écoles*. Paris, librairie Delagrave.

4. Je me suis, dans ma préface, expliqué sur ce point.

5. Clodius PYAT, *Les grands philosophes : Aristote*. Alcan, 1903.

pur » constitue l'aboutissant principal de sa métaphysique; ainsi donc par son sommet son système touche à la conception platonicienne, mais par sa base il est empiriste et la science y joue le rôle fondamental « si l'universel ne provient de la sensibilité toute seule ni de l'intelligence toute seule, il faut qu'il s'explique par un certain concours de l'une et de l'autre ». Telle est la formule simple à laquelle pour C. Pyat il semble s'être définitivement arrêté.

Aristote admet donc en résumé deux éléments dans l'entendement, l'impression du dehors qui constitue un élément relatif et la réaction du sujet pensant sur la connaissance par la sensation qui représente l'élément absolu.

On retrouve dans cette conception où Aristote unissait des vues en apparence contradictoires en associant à l'idéalisme les données fournies par l'expérience. la plupart des idées fondamentales dont s'est inspirée la philosophie moderne et contemporaine.

Il faut donc reconnaître avec Pyat qu'Aristote il y a plus de vingt siècles a jeté les bases d'une psychologie expérimentale, telle qu'elle a été comprise dès le xviie siècle par les philosophes empiriques anglais et par les sensualistes français du début du xixe siècle. « La psycho-physiologie a pour père le métaphysicien Aristote » (Pyat).

Il est maintenant intéressant de rappeler que dans son traité de l'âme, Aristote a appliqué sa doctrine à la pathologie. Puisque l'âme sentante a ses racines dans les sens, la perfection de son état dépend du bon ou du mauvais état des organes sensitifs du corps. Les défauts de l'âme proviennent pour lui des défauts de l'organisme corporel.

Cette « conception organique de la pensée » à l'état normal et pathologique devenait naturellement la base d'une morale rationnelle. Elle devait surtout être utilisée à un autre point de vue, par les médecins de l'époque et conduire Galien à fonder et à imposer au monde entier dans le iie siècle sous le nom de Galénisme la doctrine médicale du somatisme qui allait, grâce à des causes nombreuses que nous exposons plus loin, régner en Occident jusqu'à la fin du xviiie siècle puis redevenir à notre époque pour toute une école, la base de la psychologie et constituer pour le Pavillon de chirurgie de Sainte-Anne l'idée directrice des études qui y sont poursuivies depuis sa fondation.

Galien fut le commentateur d'Hippocrate, mais il doit tout d'abord être envisagé comme Philosophe.　　　　　　　　　　　　　　　　Galien.

Comme tel il s'était approprié les doctrines sensualistes que le médecin de Cos tenait des Pythagoriciens mais il se proclama aussi le disciple d'Aristote dont il se séparait d'ailleurs sur bien des points. Daremberg[1] dans son étude sur Galien[2] nous montre ses perpétuelles hésitations. Alors qu'Aristote et les Stoïciens n'admettaient qu'une âme unique, il en admet trois comme Platon : âme pensante et raisonnable qu'il place dans le cerveau ; âme périssable composée de deux parties siégeant dans le foie (âme concupiscible de Platon, âme ou faculté végétative et nutritive d'Aristote) et dans le cœur (âme mâle et énergique, sensible d'Aristote). Quoi qu'il en soit, dans son étude sur les rapports du physique et du moral, Galien penche surtout vers les idées stoïciennes. Comme eux il n'admet rien en dehors de la sensation. Les sens sont seuls capables de nous conduire à une connaissance certaine. Ceux-ci sont la source de toutes nos facultés. En dehors d'eux l'âme ne saurait exister (premier livre sur les éléments d'après Hippocrate, cité par Daremberg). Ses manifestations sont donc le résultat de l'action d'influences matérielles. L'âme et ses facultés résultent « du tempérament du corps » ; il y comprend non seulement les « âmes irrationnelles » mais aussi l'âme rationnelle. L'âme, nous dit-il, est l'esclave du corps ou mieux elle n'en est que le tempérament ; l'âme est en résumé purement matérielle, l'âme pensante qui pour Platon est immortelle et divine est pour lui périssable comme les autres. Et c'est ainsi qu'il se trouve amené à exagérer les idées de Platon et d'Aristote sur lesquelles il a la prétention de s'appuyer.

L'âme pouvant être empêchée par les tempéraments du corps de remplir les fonctions qui lui sont propres, les mœurs de l'âme sont la conséquence de celui-ci : Galien aboutit donc lui-même en tant que philosophe à une morale semblable à celle de Platon, « on travaille, dit-il, pour l'âme quand on donne un bon tempérament au corps ».

Les applications qu'il fait de sa philosophie à la pathologie sont particulièrement intéressantes. Pour Galien les maux du corps domi-

---

1. Daremberg, *La médecine : Histoire et Doctrines.* Paris, J. B. Baillière, 1863.

2. Galien, *Œuvres anat. physiol. et médicales* par Daremberg, 2 volumes. Paris, J.-B. Baillière, 1856 *(Traité des mœurs de l'âme)*.

Galien né en 131 de notre ère à Pergame, vint en 164 à Rome où il passa la plus grande partie de sa vie. Il mourut au commencement du iiie siècle (date inconnue).

nent l'âme, ils peuvent la faire délirer ou la rendre triste comme dans la mélancolie. Il trouve d'ailleurs dans Hippocrate (des eaux, des airs et des lieux) les preuves que les affections de l'âme dépendent du tempérament du corps [1]. Hippocrate avait en effet parfaitement connu la folie sympathique qu'il étudia surtout dans ses rapports avec les affections de l'estomac et des organes génitaux. Platon (Timée), Aristote (des parties des animaux, 2ᵉ livre), fournissent de même à Galien des arguments en faveur de ses idées.

C'est dans son « traité des lieux affectés » que le médecin de Pergame y précise sa doctrine sur les affections consécutives. Mais il convient d'envisager cette conception géniale qui devait dominer jusqu'à nos jours, en dehors de l'humorisme chimique sur laquelle celle-ci repose et qui devait cependant malgré son absurdité trouver au xviiᵉ et au xviiiᵉ siècle des médecins pour la remettre en honneur.

Il est intéressant de reproduire quelques-uns des passages de ce traité où Galien [2] nous apparaît non plus comme un philosophe systématique mais comme un profond observateur.

Quand l'intelligence est troublée (Galien, *Traité des lieux affectés*, t. I, chapitre vi) soit par des vapeurs, soit par des humeurs malignes qui remontent à l'encéphale, on ne saurait dire ni que l'encéphale est affecté primitivement ni qu'il est complètement exempt d'affection mais le mot sympathie exprime très exactement ce que les médecins eux-mêmes reconnaissent dans cet état. En effet le terme sympathie n'indique pas l'absence complète d'affection mais une affection commune avec une autre partie. Toutefois ce serait mieux et plus clair de dire que la partie sympathiquement affectée souffre par suite de l'affection d'une autre partie. Et plus loin (*Des lieux affectés*, t. II, chapitre x), le siège de l'affection sympathique d'une partie c'est la permanence de l'affection. Lorsque dans la pleurésie ou la péripneumonie survient le délire, personne ne s'avisera de dire que le symptôme vient de la plèvre ou du poumon mais tout le monde conviendra que la partie où réside le principe de l'accès est affectée par sympathie. Dans d'autres affections le principe est affecté non par sympathie mais primitivement par exemple dans la léthargie et le phrenitis.

Dans le même chapitre il nous dit encore : « Lorsqu'une affection

---

1. GALIEN (loc. citato), voir *Traité des mœurs de l'âme*, chapitres vii et viii.

2. Ces passages sont cités dans la thèse célèbre de Loiseau. LOISEAU, Folie sympathique. *Thèse* de doctorat. Paris, 1857.

secondaire consécutive à une affection primitive à son apogée disparaît à mesure que l'affection première diminue, il faut admettre que le mal a été produit par sympathie. »

Dans le titre III, chapitre VII : « Les affections primitives des fonctions dirigeantes se distinguent par la complète évolution des symptômes propres à l'encéphale : elles sont persistantes et naissent primitivement sans être précédées d'autres affections. Dans les autres, les symptômes propres à l'encéphale n'arrivent pas à leur entier développement. Elles n'ont pas le même degré de persistance et surviennent à la suite d'autres affections. Il faut se rappeler que parmi les affections sympathiques, il y en a qui n'existent réellement que pendant le temps où elles sont en voie de formation (c'est-à-dire aussi longtemps que dure la cause qui leur a donné naissance), elles disparaissent avec les causes qui les ont produites tandis que celles qui ont déjà donné lieu à une diathèse permanente des parties sympathiquement affectées persistent quand bien même ces causes viennent à cesser.

Et encore, « le cerveau étant lésé par sympathie si l'affection primitive est guérie avant que l'organe de la pensée ait eu le temps de subir une modification particulière, il n'y reste bientôt rien, mais si au contraire cette modification devient permanente les moyens curatifs doivent alors être dirigés à la fois sur le foyer primitif et sur le foyer secondaire.

On peut voir par les citations qui précèdent combien l'exposé de Galien sur la folie sympathique présente de lumineuses clartés. Les faits qu'il invoque sont d'ordre purement clinique et l'on comprend pourquoi aux diverses époques ils ont attiré l'attention des médecins[1].

La doctrine galénique et la philosophie aristotélicienne sur laquelle elle repose devaient avoir en Occident au cours du moyen âge et jusqu'à la fin du XVIIIe siècle une influence considérable.

Or l'histoire nous apprend que les invasions des Arabes et la civili-

---

1. On est étonné de voir des cliniciens comme Marcé, qui cependant accepte l'influence des causes périphériques dans l'étiologie de la folie prétendre que Galien n'a que peu de connaissance du sujet et qu'il n'apporte dans la question aucun aperçu nouveau (MARCÉ, *Traité de maladie mentale. Historique*). Il convient toutefois de dire que parmi les psychiatres du XIXe siècle, ce sont surtout les cliniciens qui sont restés fidèles à la doctrine de Galien.

sation que ceux-là y apportèrent au cours de leurs invasions ont été la cause principale de la pénétration en Occident de la science et de la philosophie grecque.

Il est donc intéressant de rappeler les origines de la science arabe et de montrer comment elle se rattache à la civilisation grecque.

Sous les Omniades, une longue période de conquêtes en Asie Mineure avait mis les Arabes en contact avec la civilisation des pays qu'ils avaient envahis.

En Syrie où les Arabes pénétrèrent, Aristote et Galien étaient comme nous l'apprend Leclerc[1] traduits en syriaque par les savants nestoriens de l'école d'Edesse.

En Egypte également à l'école d'Alexandrie et peu avant l'invasion musulmane, les derniers médecins grecs qui s'y trouvaient avaient réorganisé l'enseignement de la médecine. Les sciences de la nature y étaient en honneur, les œuvres de Galien constituaient la base des études mais ce fut surtout en Perse qu'ils trouvèrent les premiers éléments de la médecine.

En effet dès le IIIe siècle, les Persans cherchaient déjà en Grèce des éléments d'études. Sous l'influence de moins instruits, les rois de Perse appelaient à eux des médecins grecs. Les œuvres d'Hippocrate étaient alors traduites dans leur langue. Sédillot[2] nous apprend que les khalifes s'attachaient les hommes les plus instruits des provinces qu'ils avaient placées sous leur domination. Dès leurs premières incursions en Asie Mineure ils recueillaient les philosophes exilés de l'école platonicienne d'Athènes. L'école d'Edesse et celle de Djondesabar envoyaient à Bagdad les premiers médecins qui devaient inspirer aux Arabes le goût des sciences. De nombreuses traductions étaient alors faites du syriaque et du grec en arabe.

La période des conquêtes avait donc été particulièrement utile aux Arabes. Après elle, allait commencer pour eux une ère de civilisation véritable. Le règne des Abassides qui remplacèrent les Omniades du VIIIe au IXe siècle est considéré à juste titre par les historiens comme l'époque de leur plus grande splendeur.

Instruits directement par les savants grecs qu'ils avaient attirés à eux et plus encore par les travaux d'origine grecque qu'ils avaient

---

1. Leclerc, *Histoire de la médecine arabe*, 2 volumes. Paris, 1878.

2. Sédillot, *Histoire des invasions arabes*. Paris, 1854. — G. Lebon, *La civilisation des Arabes*. Paris, 1884.

trouvés au cours de leurs incursions [1], les Arabes purent lire et connaître Aristote, Hippocrate et Galien.

C'est ainsi qu'à partir du ixe et du xe siècle ils se sont passionnés pour la science grecque et la philosophie d'Aristote. Celle-ci devait cependant rencontrer de grands obstacles dans le monde musulman.

Carra de Vaux nous dit bien dans son étude sur Avicenne [2] que pour les philosophes arabes, la philosophie grecque était vraie au même degré que la révélation et qu'il existait à priori un accord entre la philosophie et le dogme mais il reconnaît d'ailleurs qu'il était malaisé de voir comment les théories s'adaptaient à la théologie de l'Islam et son livre a pour but de montrer jusqu'à quel point les savants ont réalisé l'accord entre la philosophie grecque et l'orthodoxie musulmane.

Renan [3] s'est appliqué à démontrer que les origines de la philosophie arabe basée sur celle d'Aristote se rattachaient au contraire à une opposition contre l'Islam : un siècle ne s'était pas écoulé depuis la mort du prophète que déjà des tendances d'indépendance se manifestaient contre l'Islamisme. Le dogme commençait à être miné. De nombreuses sectes religieuses se formaient, parmi lesquelles « les libres penseurs » qui n'admettaient que ce qui peut être prouvé par l'expérience. Cette philosophie leur donnait satisfaction. Mais en réalité celle-ci devait rester l'apanage d'une minorité qui s'accrut il est vrai, de ceux pour qui, en dehors de toute préoccupation religieuse, le génie et les tendances scientifiques d'Aristote répondaient mieux que l'idéalisme de Platon à leur esprit positif. En général la philosophie troublait la piété des musulmans (Renan) et la science rationnelle restait suspecte aux orthodoxes. Renan nous montre l'antipathie de la foule pour la philosophie naturelle : celle-ci allait encore s'accentuer au xiie siècle dans l'Espagne musulmane. La théologie lui opposa à la fin de ce siècle, une barrière insurmontable : son triomphe, d'après le même auteur, eut pour conséquence d'entraîner plus tard dans l'Islam la disparition de toute culture rationnelle.

---

1. Renan affirme toutefois qu'aucun savant musulman n'a connu le grec ; tous sont restés étrangers à la littérature de la Grèce, ils se servaient exclusivement des traductions syriaques.

2. Carra de Vaux, *Les grands Philosophes : Avicenne*. Librairie Alcan.

3. Renan, *Averroès et l'Averroïsme. Etude historique*. Paris, Michel-Lévy éditeur.

Si la philosophie tombait dans un complet discrédit, la science grecque devait rester longtemps en honneur chez les musulmans. Elle répondait bien à leur goût des sciences de la nature où ils y excellèrent au point que de Humbold a pu dire qu'ils en avaient été les initiateurs. Dans leur admirable institution de Bagdad si florissante au xe siècle, ils avaient adopté particulièrement l'enseignement de Galien. Les Arabes en traduisaient 16 livres : ceux-ci ont eu de nombreux commentateurs : plusieurs exemplaires en hébreu ont été conservés dans les bibliothèques de l'Europe spécialement à Paris et à Vienne (Leclerc).

L'école a compté surtout deux médecins. Le premier, Rhazes, d'origine persane, fut le premier et le plus célèbre : praticien consommé il a laissé « le continent » œuvre encyclopédique considérable. On y retrouve les idées de Galien ainsi que la discipline scientifique de l'école empruntée aux savants grecs et à Aristote.

Nous signalerons de lui un livre sur les tempéraments et une étude de la mélancolie dans laquelle il distingue une variété qui vient du ventre, du foie et des veines mésaraïques.

Avicenne, son successeur, occupe le premier rang parmi les médecins du xie siècle. Son œuvre médicale est contenue dans le « Çanon » que l'Occident allait pendant de longs siècles prendre pour base de son enseignement. On y trouve sur la mélancolie un chapitre empreint des idées de Rhazes.

Tout en admettant que le point de départ de cette maladie peut être dans le cerveau, il admet comme son prédécesseur qu'elle peut être en dehors et la place également dans le foie, la rate et les intestins.

Après avoir parcouru le cycle des sciences logique, mathématique et physique il s'était porté vers la philosophie : sous ce rapport ses travaux sont considérables, son génie scientifique qu'il avait puisé dans ses premières études est incontestable et c'est vraiment à tort que Sédillot le considère comme un mystique se laissant guider par les seules inspirations de la foi.

Comme les grands philosophes qui l'avaient précédé El Kindi et El-Farabi, Avicenne appuya sa philosophie sur celle d'Aristote. Il se montra fidèle disciple du grand philosophe et fit un commentaire de l'ensemble de ses travaux.

Il fit un traité de l'âme où l'on retrouve avec quelques variantes toutes les idées contenues dans son système.

Avicenne affirme que la perception sensible est la base de toutes les opérations de l'âme mais il « soude en haut une intelligence mystique » (intellect agent) ; il rattachait ainsi sa philosophie à celle de Platon et la faisait coïncider avec le dogme coranique.

L'école de Bagdad, grâce à l'autorité des savants qui s'y étaient formés, avait amené une rapide diffusion des sciences dans toute l'étendue de l'empire musulman. Au cours de leurs incursions en Italie, en Espagne et en Gaule, les Arabes purent ainsi apporter à l'Occident des matériaux scientifiques importants.

Il est intéressant de rappeler que c'est surtout par Tolède, que s'établirent les relations de l'Europe avec le monde musulman ; et que ce fut Raymond archevêque de cette ville au XII° siècle et Français d'origine, qui y contribua pour une large part par les nombreuses traductions qu'il fit faire en latin des travaux arabes. Grâce à lui, Jean de Séville traduisait le traité de l'âme d'Avicenne. L'impulsion était donnée. A la fin du XV° siècle les œuvres philosophiques d'Avicenne étaient imprimées à Venise. Il en fut de même des traités de médecine.

Au XII° siècle, Averroès de Cordoue mort en 1198 avait été le dernier représentant musulman de la philosophie d'Aristote : il professait d'après Renan pour le grand philosophe une admiration superstitieuse et il en fut le grand commentateur. L'auteur de l'étude historique sur Averroès et l'averroïsme nous montre à l'aide de documents précis l'extension de son système aux XIV° et XV° siècles en France, au sein même de l'université de Paris, mais surtout dans le Nord-Est de l'Italie principalement à Padoue, à Venise ville de la libre pensée, qui avait acquis également le monopole des œuvres d'Averroès. La doctrine du philosophe musulman avait en effet rallié à cette époque, les savants, les médecins et tous ceux qui combattaient l'intransigeance de la théologie mais celle-ci s'écartait beaucoup de celle d'Aristote : les données scientifiques sur laquelle elle reposait y étaient méconnues et l'Église y voyait la source des hérésies les plus pernicieuses : les scolastiques orthodoxes surtout les dominicains la combattaient avec une extrême vigueur. Il convient de dire avec Renan que même l'Islam intellectuel n'avait jamais accepté les idées d'Averroès et n'avait conservé que la renommée d'Avicenne.

Ainsi donc c'est par la voie gréco-arabe et grâce aux innombrables traductions de l'arabe en latin que se fit surtout en Occident l'infiltration de la science et de la philosophie grecque. A ce moment le développement intellectuel représenté par les savants arabes était, d'après Renan, bien supérieur à celui du monde chrétien, entretenu seulement par les débris de l'enseignement de l'école romaine : on peut ainsi comprendre comment la science arabe put exercer au cours du moyen âge une influence intellectuelle considérable, et un rôle prépondérant en médecine.

Plusieurs auteurs se sont appliqués toutefois à démontrer que l'invasion des Arabes « ne fut qu'un incident dans l'évolution de la médecine en Europe et que la science grecque était connue en Occident avant leur arrivée. Pour toute une école, l'importation s'est faite directement de la Grèce par la Sicile et le royaume de Naples. Henschel de Berlin, Renzi de Naples, Littré et Daremberg affirment que c'est de l'Italie et non pas de Tolède c'est-à-dire de l'invasion musulmane que procéde en grande partie la civilisation du moyen âge et que c'est par elle qu'a pénétré en Occident la science et la littérature grecque.

Cette question semble, à priori, n'intéresser que les érudits, et cependant son étude précise l'influence que Galien exerça pendant le Bas-Empire et jusqu'à la Renaissance.

L'école de Salerne, la plus célèbre parmi celles qui ont été fondées en Occident après la chute de l'empire romain date du ixe siècle et florissait au xie siècle. Henschel qui a eu la bonne fortune de découvrir une encyclopédie qui résume tous les travaux des médecins de Salerne, a constaté dans les recherches qu'il a faites, que deux siècles avant Constantin l'Africain [1] considéré à tort selon Daremberg comme le fondateur de l'école, on ne trouve dans ses travaux aucune trace de la médecine arabe.

Les œuvres d'Hippocrate et de Galien y étaient traduites du grec en latin. Les médecins s'inspiraient d'ailleurs directement de la Grèce et Littré nous apprend que ceux du xiiie siècle cultivaient moins la science arabe que celle de l'école de Salerne. Daremberg, dans les recherches nombreuses qu'il a faites dans les bibliothèques de l'Europe, y a découvert d'ailleurs de nombreux vestiges d'études médicales entre la chute de l'empire romain et l'invasion des Arabes. Celles-ci tendent à démontrer l'éducation scientifique des générations qui s'étaient succédé pendant cet intervalle jusqu'au moment où la culture gréco-arabe pénétra en Occident c'est-à-dire dans la deuxième

---

1. Constantin l'Africain est pour beaucoup d'historiens l'auteur d'une véritable renaissance des sciences en Occident. Il aurait contribué à y faire connaître les œuvres des Arabes ainsi que celles d'Hippocrate et de Galien.

moitié du moyen âge. Il convient toutefois de remarquer avec Daremberg qu'en ce qui concerne Galien la chute de l'empire romain ayant fait disparaître tout principe d'autorité, l'influence de celui-ci avait particulièrement diminué : ses œuvres étaient méconnues. Or tout d'un coup la médecine arabe remplaça la médecine gréco-latine malgré les protestations qui s'élevaient de toute part contre l'envahissement scientifique des musulmans ; leurs livres se substituèrent définitivement aux ouvrages gréco-latins. Les écoles latines ne devaient plus désormais vivre qu'aux dépens de la littérature arabe et les Arabes allaient rester pendant de longs siècles à la tête de la civilisation. Grâce à eux Aristote et Galien acquérirent en Occident une autorité durable. Aristote devait dès lors régner en maître, et Galien devenir plus puissant que jamais. Les bouleversements qui se produisirent à la Renaissance dans le domaine de la pensée ne devaient pas atteindre ce dernier.

Le retour à l'Hellénisme avait entraîné la disparition de la littérature gréco-arabe. L'autorité disparaissait devant la critique mais les savants conservaient le respect de l'érudition et c'est ainsi que le système de Galien put survivre grâce à une sorte d'autorité morale : de fait son influence un moment éclipsée persista jusqu'à une époque voisine de la nôtre.

Nous venons de voir à quelles influences Galien dut de pénétrer en Occident et d'y conserver si longtemps une prodigieuse influence.

Il eût été intéressant de rechercher quel fut le sort de l'école somatique pendant cette longue série de siècles. Je ne puis que citer ici les trop rares documents contenus dans les auteurs classiques : ils viennent s'ajouter à ceux que j'ai déjà signalés au cours de ce chapitre.

Bien avant Galien nous retrouvons chez quelques auteurs les idées d'Hippocrate sur la folie sympathique, Arétée de Cappadoce, 81 ans avant J.-C., plaçait le siège de la manie et de la mélancolie dans les viscères. Dioclès met dans l'estomac le point de départ de l'hypocondrie. Les mêmes tendances se retrouvent chez les médecins grecs, latins et ceux de la décadence. Soranus, Celse, Oribase, médecin de l'empereur Julien, Alexandre de Tralle, Paul d'Égine qui place le siège de l'hypocondrie et de la mélancolie dans l'estomac, le diaphragme et le cœur.

Malheureusement pendant et après le moyen âge, la médecine mentale est dominée par la théologie et la métaphysique dont Hippocrate avait eu le mérite de la faire sortir. Le livre intéressant où

Calmell [1] étudie la folie depuis le xve siècle jusqu'au xviiie siècle nous montre les erreurs grossières où la science s'est égarée. Les monomaniaques étaient classés parmi les hérétiques, les disciples de Satan et les apostats. Des puissances actives et intelligentes placées entre Dieu et l'homme remplaçaient les causes occasionnelles : la folie était considérée comme la possession d'une intelligence par une influence démoniaque. Dès lors toute étude étiologique devenait inutile ; on ne s'appliquait à rechercher ni les lois ni les causes des troubles mentaux.

La science ne nous apporte plus aucun fait ; aux xvie et xviie siècles l'attachement des médecins de l'époque aux théories humorales de Galien qui avaient conservé avec Sennert malgré leur absurdité toute leur influence montre cependant une tendance à reconnaître à la folie des origines périphériques.

Paracelse qui a émis de son côté, sur l'origine de la folie, d'étranges théories qui ne méritent plus d'être rappelées admet aussi que les troubles mentaux procèdent de causes périphériques. Van Helmont accorde de son côté à l'utérus une influence prépondérante : « Propter solum uterium mulier est id quod est », il reconnaît la même influence de l'utérus sur le terrain pathologique.

F. Plater, 1538-1616, qui a fait sur la dégénérescence mentale des travaux dont nous reparlerons plus loin à propos de l'œuvre de Morel au xixe siècle admettait déjà l'origine périphérique des psychoses post partum : il oppose à celle-ci une thérapeutique intestinale.

Nous devons encore citer à cette époque le *Sepulchretum,* ouvrage important en trois volumes publiés en 1700 par Th. Bonet et dans lequel cet auteur résume les faits acquis à la science, à cette époque; or il accorde une place considérable aux lésions viscérales dans la production de la folie et insiste sur l'influence sympathique de l'appareil génital et digestif (estomac et foie).

L'importance qu'il attachait aux troubles périphériques se révèle dans un cas bien intéressant de délire de possession rapporté par Loiseau dans sa thèse.

Il s'agit d'un villageois qui soutenait qu'il portait dans l'estomac une grenouille vivante et insistait avec tant de persévérance sur les motifs qui pouvaient donner de la vraisemblance à sa croyance que

---

1. L.-F. Calmell, *De la folie considérée sous le point de vue pathologique, philosophique, historique et judiciaire depuis la renaissance des sciences en Europe jusqu'au xixe siècle.* Paris, 1845.

les médecins même tout portés qu'ils étaient à le juger atteint de mélancolie hésitaient par instant à le considérer comme fou. Citant l'époque où il s'était exposé à avaler en buvant quelques œufs de grenouilles, il assurait de plus qu'il avait entendu à diverses reprises le coassement d'une grenouille dans l'estomac, qu'il la sentait nager lorsqu'il avalait une certaine quantité d'eau, qu'elle lui semblait au contraire tomber dans l'engourdissement lorsqu'il faisait usage d'un liquide où l'on avait fait infuser de l'ail : qu'un jour il avait rendu avec ses déjections une matière en tout semblable à du frai de grenouille, qu'il lui était parfois arrivé pendant des efforts de vomissements de la sentir remonter jusqu'à l'isthme du gosier, qu'elle n'avait pu franchir à cause de son énorme volume, qu'il l'avait vingt fois pu saisir en appliquant la main sur la région épigastrique. Du reste cet homme digérait bien, dormait bien et paraissait quoique maigre jouir d'une bonne santé. On fit prendre à ce malade des eaux salines, du mercure doux, de la rhubarbe, des préparations antimoniacales. On glissa adroitement une grenouille dans sa garde-robe, il resta sous l'influence de son idée fixe et finit par succomber dans le marasme en 1673; à l'autopsie on trouva au pylore une tumeur grosse comme un œuf de poule sillonnée par des vaisseaux volumineux et prête à s'ulcérer.

Dans un autre cas cité par Bonet, il s'agit d'un aliéné tourmenté de l'idée qu'il sentait dans son corps la tête de trois grenouilles vivantes qu'il croyait avoir avalées : à l'autopsie on trouva trois glandes squireuses de l'épiploon.

Jusqu'au xviie siècle, les efforts des savants étaient restés isolés.

Dès cette époque, l'esprit humain est poussé dans des voies nouvelles. La théologie commence à perdre du terrain. La science, affranchie des influences diverses qui en retardaient l'évolution, affirme désormais ses droits.

Aux xviie et xviiie siècles, une impulsion nouvelle est donnée à la médecine et la psychiatrie revendiquée par celle-ci ne va pas tarder à en bénéficier : avec Vieussens (1641-1720) qui fait connaître ses remarquables travaux sur le système nerveux, avec Morgagni (1682-1771) qui publie son immortel ouvrage (de Sedibus et causis morborum), le Solidisme remplace définitivement les doctrines humérales; c'est la fin du Galénisme.

La voie ainsi ouverte va être poursuivie glorieusement au xixe siècle surtout par l'École française. Les traditions de l'antiquité ne seront reprises que par l'école philosophique contemporaine.

Période
moderne et
contemporaine

Au début de ce chapitre nous avons indiqué les raisons qui dans l'antiquité avaient rapproché les médecins des philosophes.

Dans la période contemporaine un mouvement analogue s'est produit : les philosophes anglais et français de la fin du xviiie siècle exercèrent pendant quelques années une influence considérable sur la médecine et spécialement la médecine mentale au xixe siècle.

Mais une réaction ne tarda pas à se produire, aliénistes et philosophes se séparèrent définitivement. L'École psycho-pathologique, que consacre à l'heure actuelle l'union de la psychologie et de la médecine mentale, vise un tout autre but.

Pour comprendre l'évolution des idées pendant cette période il convient de rappeler l'état des esprits au commencement du siècle dernier.

C'est en Angleterre qu'est née la conception moderne du matérialisme qui est d'ailleurs conforme aux qualités de la race anglosaxonne et à sa situation économique. Dès le xviie siècle, sous l'influence de Bacon, la psychologie anglaise cherchait à se dégager de la métaphysique.

John Locke, médecin et philosophe, perfectionnant le plan de réforme scientifique du grand philosophe, jetait les bases de la psychologie empirique, la science de l'esprit basée sur l'expérience. Pour les empiriques l'ensemble des faits psychologiques qui constituaient la conscience, provenait en grande partie des phénomènes physiologiques d'une certaine intensité. Le chef de l'école admettait néanmoins des principes antérieurs à l'expérience et accordait à la réflexion c'est-à-dire à une partie de la conscience, une place plus importante encore qu'à la sensation.

De son côté la psychologie associationniste[1] dont David Hume peut être considéré comme le fondateur faisait de l'association des idées la loi unique et exclusive des faits intellectuels. Elle seule pouvait expliquer les lois de l'esprit mais l'école n'en prétendait pas moins avoir un caractère scientifique. La physiologie restait le guide de leurs travaux. « Les pensées sont des perceptions dont nous avons conscience quand nous réfléchissons sur nos sensations mais les idées s'associent sans notre intervention d'après leurs propres lois. »

1. Pinel et Cabanis ont eu particulièrement à cette époque en philosophie et en médecine un rôle important ; l'action de ce dernier sur la marche des idées en médecine nous intéresse surtout.

Les successeurs de Hume entre autres Stuart Mill et Bain les plus célèbres représentants de l'associationnisme utilisaient d'ailleurs la méthode somatique en s'attachant eux-mêmes aux faits positifs. L'ouvrage de Bain « Les sens et l'intelligence » et son commentaire de la philosophie d'Aristote montrent bien ses tendances. Après une longue période d'hésitation et de contradiction les deux écoles devaient enfin se confondre grâce au puissant esprit de H. Spencer. Nous reviendrons sur les travaux du grand philosophe.

Quoi qu'il en soit les travaux de Locke eurent en France un retentissement considérable. La situation de la France au commencement du xviiie siècle, les aspirations qui s'y manifestaient en faveur d'un régime de liberté et aussi l'influence de Voltaire et son amitié pour Locke, avaient rétabli rapidement sur le terrain de la pensée un courant de sympathie à l'égard de l'Angleterre. C'est ainsi que leur littérature pénétra dans notre pays. L'essai de Locke « sur l'entendement humain » fut le point de départ en France de la doctrine du sensualisme mais Condillac son fondateur supprima de la conception du philosophe anglais tout ce qui n'était pas la sensation dans la formation des idées. Tout en faisant des réserves que nous indiquerons plus loin il admettait comme axiome fondamental que les idées viennent des sens ou sont le produit des sensations[1].

Cabanis, 1757-1808, médecin et philosophe, devait jouer en psychologie et en médecine à la fin du xviiie siècle et au commencement du xixe un rôle prépondérant : son œuvre a été en ces dernières années bien mise en lumière par Picavet[2] dans son important ouvrage sur les idéologues auquel nous avons emprunté des documents intéressants.

Cabanis, professeur à la faculté de médecine de Paris[3] et membre de l'institut fut surtout un philosophe qui sut prendre la physiologie pour base de ses études et introduire en outre, dans cette science, des notions importantes.

Il s'était proposé tout d'abord de reprendre les études que Condor-

1. Cabanis dans sa préface des Rapports commet une erreur en prêtant cet axiome à Locke.

2. PICAVET, *Les Idéologues. Essai sur l'histoire des idées et des théories scientifiques, philosophiques, religieuses, etc., en France depuis 1789.* Paris, Félix Alcan, éditeur, 1891.

3. Il y occupa successivement 3 chaires.

cet avait entreprises sur la perfectibilité humaine. Il voulut en fixer la doctrine. Il s'appliqua à démontrer que la connaissance de l'homme physique fournit au moraliste des vues fondamentales et constitue ainsi la base des sciences morales.

C'est dans cet esprit qu'il aborda la question des rapports du physique et du moral ; il fut le premier à la traiter en philosophe et en médecin. Initié depuis la jeunesse aux doctrines de Condillac avec lequel il se lia plus tard d'amitié il avait d'autre part beaucoup puisé à l'antiquité. Dès son jeune âge il traduisait Hippocrate, Galien et s'inspirait de leurs doctrines. Ce furent elles qui le guidèrent dans ses études.

Dans son traité des rapports il s'applique à démontrer comme les philosophes qui l'avaient précédé qu'il était impossible de soustraire les opérations intellectuelles et morales à l'empire du physique. Il chercha dès lors dans l'étude du système nerveux les preuves que le moral est fonction du physique. Il admit que la sensibilité physique ou l'organisation qui la détermine, constitue le principe le plus général des idées, des sentiments et des passions et que c'est d'elle que celles-ci découlent [1].

C'est ainsi qu'il fut amené à poser les principes de la psychologie physiologique qui devait ouvrir à la psychologie actuelle une voie si féconde. Celle-ci dévient une science objective. Ses rapports avec la physiologie sont intimes. La psychologie en lui empruntant des éléments importants d'appréciation devient une branche de la physiologie qu'elle prolonge et qu'elle complète.

Jusqu'alors la physiologie ne s'était occupée que de phénomènes nerveux non accompagnés de conscience (Ph. à simple face de Ribot).

Elle devra désormais s'occuper des phénomènes nerveux avec conscience (Ph. à double face de Ribot).

Cabanis, reliant l'étude de ses rapports à son œuvre morale, est arrivé à conclure que la physiologie, l'analyse des idées, et la morale constituent les trois branches d'une seule et même science ; la science de l'homme.

---

1. BICHAT, dans son livre : *Recherches physiologiques sur la vie et sur la mort*, défendit les mêmes idées ; il affirme que ce sont les sensations qui fournissent les matériaux du jugement. Pour lui la perception, la mémoire, l'imagination sont des facultés que les sensations précèdent et déterminent tonjours.

Les notions nouvelles que Cabanis a eu le mérite d'introduire en physiologie se trouvent exposées dans son deuxième mémoire « Histoire physiologique des sensations ». Il y étudie les diverses formes de la sensibilité. A côté des sensations fournies par les organes des sens il admet le premier les sensations d'origine vicérale. Il découvrit ainsi le sens de la cénesthésie qui augmente d'autant le domaine des extrémités sentantes et que plus tard, Henle, en 1840, considérait « comme le chaos non débrouillé des sensations qui de tous les points du corps sont transmises au sensorium » ainsi il étendait la conception de Condillac qui n'admettait que les sensations venues des objets extérieurs.

« Les viscères, dit-il, origines des sensations internes aussi bien que des sensations externes sont nécessaires à la formation régulière de la pensée dans l'état naturel. »

Cette proposition avait d'ailleurs, dans son esprit, une valeur restrictive, il avait en vue non l'intelligence entière mais quelques-unes de ses facultés : aux impressions internes appartenait surtout l'instinct : les impressions externes engendraient le raisonnement.

Mais Cabanis admet encore des sensations venant du cerveau lui-même « quand il se produit dans son intérieur des modifications ». Il précédait ainsi Wundt qui devait jeter plus tard les assises scientifiques de la physiologie cérébrale et exercer sur les esprits au cours du siècle dernier une si grande influence.

Dans une autre partie des rapports il étudie encore les modifications incessantes du cerveau selon l'âge, le sexe, le tempérament et le climat. A-t-il été dans cette étude, comme Picavet le pense dans un sentiment d'admiration peut-être excessif, le précurseur du transformisme moderne ?

Il ne nous appartient pas de juger l'auteur « des Rapports » à ce point de vue. Qu'il nous suffise de rappeler qu'il ne cherchait dans cette dépendance du cerveau vis-à-vis de ces causes que des éléments propres à soutenir sa thèse de la perfectibilité humaine.

D'ailleurs ce qu'il nous importe surtout de mettre en relief c'est qu'au nombre des causes susceptibles de provoquer des modifications dans la statique cérébrale Cabanis a insisté tout particulièrement sur le rôle des maladies ; et c'est ainsi qu'apparaît son rôle en médecine mentale. Pour lui les troubles pathologiques influent d'une façon directe sur la formation des idées et des affections morales.

Il s'exprime ainsi : les maladies qui se forment dans les organes

internes et notamment les viscères du bas-ventre troublent l'ordre
habitüel des idées et du sentiment sans que les nerfs ou les organes
de sensibilité soient atteints autrement que secondairement. Les organes de la génération peuvent être le siège d'une véritable folie.
Elle se guérit par tout moyen capable de remettre dans son état naturel la sensibilité des organes. De même la folie qui résulte de la
phlogose aiguë de l'estomac et des autres parties de l'épigastre. Et
d'autre part, il insiste beaucoup sur les sympathies qui existent entre
le cerveau et les troubles fonctionnels du système génital.

On voit que sous ce rapport il devait devancer l'école somatique
française du xix⁰ siècle ainsi que l'école allemande dont nous indiquons plus loin les tendances.

Il ressort de ce rapide exposé que Cabanis s'inspirant à la fin du
xviii⁰ siècle, de l'antiquité et s'inspirant des enseignements de la
philosophie anglaise a réellement préparé le grand mouvement qui
s'est produit dans les idées au cours du siècle dernier et qu'il mérite
d'être considéré avec Picavet comme l'inspirateur de la philosophie
française et l'un de ses représentants les plus importants. Il devait également contribuer en médecine mentale à restaurer la doctrine galénique, et démontrer le rôle des influences périphériques dans la
production de la folie.

Les philosophes et les médecins aliénistes de la première moitié du
siècle utilisèrent largement ses travaux. Ils ne lui ont pas toujours
rendu justice et il est intéressant d'en rappeler brièvement les causes.
Certes l'éclat que Wundt projeta plus tard sur l'école allemande
devait contribuer à obscurcir son œuvre.

Mais d'autres raisons lui firent encore perdre son influence. L'esprit de
son livre « des Rapports » ou du moins sa méthode paraissait empreinte
de matérialisme ; aussi ses doctrines furent-elles combattues avec vio-
lence sous la Restauration. D'autre part les apparentes rétractations
de « sa Lettre sur les causes Ires » qu'il écrivit deux ans avant sa mort
et qui ne fut publiée qu'en 1824 lui furent sévèrement reprochées par
ses partisans mêmes, il fut vite méconnu. En réalité sa doctrine
avait été mal comprise et sa lettre mal interprétée par les écoles si
diverses qui le réclamaient ou le combattaient.

Les fondateurs du somatisme en France et en Angleterre et ceux
qui l'avaient inspiré avaient toujours cherché à concilier cette doctrine
avec les idées léguées par leurs prédécesseurs. Locke avait déclaré qu'il
n'était pas autorisé à nier l'existence de l'esprit : nous avons vu plus

haut la place qu'il accordait à la réflexion parmi les éléments de nos connaissances. Condillac reconnaissait lui-même une âme immatérielle. Cabanis déclarait que le sensualisme ne pouvait toucher aux problèmes fondamentaux de la métaphysique et qu'il n'en fallait pas chercher la solution dans « les Rapports »: sa lettre visait à remplir cette lacune ; après avoir donné dans ses œuvres une place importante aux causes secondes il s'appliquait dans celle-ci à résoudre la question des causes premières. Mignel a dit très justement que « sa lettre » ne doit pas être séparée des Rapports et qu'elle complète ces derniers ; ses efforts restèrent infructueux.

La tentative de Cabanis ne lui fut pas pardonnée ; et cependant à l'heure actuelle toute une école subissant l'influence d'Auguste Comte que Picavet considère non sans raison comme le continuateur de Cabanis et de Bichat est revenue au sensualisme de Locke et de Cabanis.

Cette doctrine est d'ailleurs complétée aujourd'hui par la théorie évolutionniste de l'association de Herbert Spencer et les travaux de l'école psychophysiologique allemande.

Pour Herbert Spencer tout acte d'intelligence est un acte d'association mais l'intelligence reste « une fonction de la vie ».

Et c'est ainsi que l'empirisme anglais est fondu avec l'associationisme mais celui-ci est encore complété par la doctrine de Lamark. La notion de l'évolution et de l'hérédité coordonne les lois de l'esprit aux lois des choses ; les premières ne sont que les phénomènes peu à peu organisés dans le système nerveux. Ce qui est inné dans l'esprit est constitué pour Herbert Spencer par « les acquisitions de la race fixées dans la structure du système nerveux, ce sont les expériences de la race qui par une répétition infinie dans d'innombrables générations ont établi certaines séquences à l'état de relation organique ». Mais il reconnaît toutefois que tout ne peut s'expliquer par la science et admet l'inconnaissable en dehors et au delà de son domaine.

Aussi peuvent s'expliquer les réserves que Locke, Condillac et Cabanis faisaient à la doctrine du sensualisme.

Nous avons vu plus haut quelles avaient été en Angleterre les tendances à la fin du xviiie siècle. Pendant une longue période, l'Allemagne avait résisté à l'influence de la philosophie anglaise : elle finit par la subir à son tour[1] : ce ne fut réellement qu'en 1848 après

---

1. Lange dans son remarquable ouvrage nous montre que les premiers efforts dans cette voie datent toutefois du début du xviiie siècle.

la décadence de l'école idéaliste, que s'effectua le réveil de la philosophie allemande du côté des sciences naturelles et de la physiologie qui avait pris à cette époque un très grand développement.

C'est dans cette période que fut fondée l'école psychophysiologique allemande dont les plus célèbres représentants furent Fechner et Wundt. Celui-ci, très versé dans les sciences qui touchent à la physiologie, veut engager résolument la psychologie dans la voie scientifique ; mais chez lui l'esprit métaphysique s'unissait encore à l'esprit scientifique. Le problème métaphysique ne pouvait pour le philosophe de Leipsick se résoudre par l'expérience. Il déclare dans sa préface que la direction expérimentale n'est pas la seule prépondérante : il laisse donc à la métaphysique le soin de trancher les problèmes que la science doit s'interdire d'aborder. Wundt.

Quoi qu'il en soit, son but en psychologie est de substituer désormais les faits aux abstractions : à la psychologie objective des Anglais, il oppose une psychologie expérimentale fondée sur les lois de la physiologie cérébrale qu'avait déjà soupçonnées Cabanis.

La physique et la physiologie avaient successivement étudié les antécédents physiques et organiques de la sensation ; Wundt veut appliquer à la psychologie les méthodes précises de la physique (calcul et expérimentation) et celles-ci le conduiront de l'étude des rapports des antécédents physiques et organiques aux conséquents psychologiques.

La psychologie anglaise n'avait pu jusqu'alors donner que des probabilités puisqu'il lui manquait des principes de mesure. La psychologie allemande devait désormais lui en fournir.

Comme le remarque Ribot les deux écoles ne sauraient d'ailleurs s'exclure : les enseignements de la deuxième supposent acquis les résultats que nous apprend la première.

Il faut reconnaître toutefois que l'école n'a donné jusqu'ici que des espérances : car le concomitant physique ne peut être étudié que par l'acte qu'il entraîne et lui-même reste inaccessible. L'œuvre de Wundt fut bientôt arrêtée dans son développement.

Dans ces dernières années, Ribot comprenant les lacunes de la méthode physiologique reprit les idées de Cabanis sur le rôle que jouent les maladies dans la statique cérébrale. Il orienta avec succès la psychologie vers la pathologie et fonda l'école psychopathologique qui dès 1905 au congrès de Rome devait éclipser l'école allemande et donner à la science française un légitime relief.[1] Ribot.

[1] Voir Ossip-Lourié *la verbomanie*, Paris, Alcan, 1912.

La psychologie et la pathologie doivent se prêter un mutuel appui. C'est le malade qui en montrant les mouvements de la conscience dans ses modalités pathologiques doit désormais fournir les éléments nécessaires à l'analyse de la pensée humaine et fixer la conception scientifique de la vie psychologique.

Le psychologue actuel devient dès lors un clinicien apte à utiliser les enseignements de la pathologie mais il n'en reste pas moins un physiologiste. Dans son remarquable livre sur l'hérédité psychologique et son étude sur les maladies de la personnalité, Ribot s'appuie sur cette science pour étudier l'origine de nos connaissances et la constitution de la personnalité à l'état normal.

Comme Cabanis, il pense que l'organisme contribue à la formation du moi et que ce sont les impressions extérieures qui forment la matière première de notre vie mentale. « Tel organisme, telle personnalité », c'est la formule de Galien restaurée ; *l'âme est l'esclave du corps.*

Ainsi à la base de la personnalité psychique qui constitue la forme la plus élevée de l'individualité existe une personnalité physique qui n'est autre que la conscience organique ou la cénesthésie, c'est-à-dire l'ensemble de toutes les sensations organiques normales. Dans cette conception le psychologue, malgré les efforts de l'école allemande, devance encore la physiologie. Celle-ci garde son caractère hypothétique, mais elle a du moins l'avantage de laisser intactes bien des notions acquises et d'expliquer les variations continuelles du moi, les modifications du caractère selon les tonalités diverses de l'état physiologique.

Ribot envisageant le problème métaphysique comme tous ceux qui l'ont précédé, s'est demandé si cette personnalité physique pouvait s'identifier avec la personnalité psychique, en d'autres termes si la conscience organique représente tout l'être pensant et sentant.

Toute une école le pense à l'heure actuelle. Mais pour le célèbre chef de l'école psychopathologique les sensations et les images ne sont que les matériaux bruts de la connaissance ; si elles ont une prépondérance considérable au point que « sans elles rien n'est », elles ne sauraient néanmoins constituer toute la connaissance ; pour lui, celle-ci doit comprendre « ce qui est donné à l'esprit » et ce que donne l'esprit. Tout ne saurait donc venir des viscères. Il existe « une force intime qu'on appelle le moi et qui élabore les matériaux du sentiment et de la connaissance en nous donnant la notion de durée, d'étendue et de causalité » et en se rattachant avec H. Spencer aux notions d'évolution et d'hérédité, il arrive à conclure que tout état psychique reste invariablement lié à un état du système nerveux. Dans cette conception le moi n'est plus irréductible ; il procède d'une évolution et non d'une préformation. « Il est aussi un résultat et non plus une cause ». La doctrine ainsi libérée « de l'illusion métaphysique » échappe aux reproches que lui adressait W. James et se conforme aux aspirations de l'époque.

Dans cette tentative de fusion de la psychologie et de la médecine, Ribot cherchait surtout à fournir une nouvelle base à la psychologie, Quoi qu'il en soit, les données si précises et si claires qu'il a fournies sur la constitution de la personnalité à l'état normal trouvent en pathologie une application rationnelle ; elles nous permettent en effet de comprendre le mode suivant lequel la personnalité se modifie à l'état pathologique sous l'influence des organes périphériques lorsque ceux-ci sont altérés dans leur structure.

L'œuvre de Ribot constitue en quelque sorte une préface nécessaire à l'étude des conditions dans lesquelles se constitue le terrain pathologique.

CHAPITRE II

DOCTRINES ET ÉCOLES SOMATIQUES : CHIRURGIE
DES ALIÉNÉS

Les écoles somatiques françaises : Esquirol : Morel : dégénérescence mentale et influences extracérébrales ; les deux doctrines peuvent se concilier.

La folie sympathique : Loiseau, Baillarger, Azam et Mairet, Marcé, Legrand du Saule, Luys.

L'école somatique allemande : Nasse et Jacobi.

L'école somatique chirurgicale d'Amérique et du Canada : Rohe de Baltimore et Hobbs de London (Ontario).

Tendances actuelles de la psychiatrie française. La doctrine de la cénesthésie. L'école clinique : Joffroy.

La chirurgie des aliénés en France. Aperçu historique.

Les obstacles divers qu'elle a rencontrés. Le cas de Courty a créé un obstacle scientifique, Sérieux. La lutte entreprise il y a un quart de siècle contre l'essor de la chirurgie générale a paralysé pendant de longues années la chirurgie des aliénés.

Les psychoses post-opératoires devant la Société de Chirurgie.

Erreurs de la chirurgie américaine : du traitement systématique de la folie.

Réaction au Canada, en Italie, en Belgique. Enquêtes et consultations internationales. Examen critique des statistiques étrangères.

Il convient de replacer la chirurgie des aliénés sur le terrain de la chirurgie ordinaire : c'est la conception que M. Picqué s'est appliqué à faire prévaloir en France.

Progrès de la thérapeutique chez les aliénés. L'assistance chirurgicale des aliénés devient la conséquence logique du mouvement d'opinion qui s'est fait jour en France depuis un demi-siècle sur le traitement des aliénés.

Rôle humanitaire de la chirurgie des aliénés. Traitement des maladies intercurrentes.

Nécessité de supprimer chez l'aliéné les souffrances physiques. Opinion d'Esquirol.

L'évolution administrative suit l'évolution scientifique. Création du Pavillon de chirurgie en 1901.

Le danger d'aggraver l'état mental par une intervention oblige le chirurgien à pénétrer dans le domaine de la psychiatrie. Contre-indications opératoires d'ordre mental.

Rapports des troubles mentaux avec les lésions périphériques. Leur étude conduit aux indications opératoires d'ordre mental.

Origine de la chirurgie de l'aliénation mentale.

Nous avons vu dans le précédent chapitre qu'au cours du siècle dernier s'était établi un double courant de la psychologie vers la pathologie et de celle-ci vers la psychologie.

Au commencement du siècle Cabanis empruntait à la pathologie des faits susceptibles de l'aider à constituer la psychologie physiologique.

Plus tard dans un but analogue, Ribot consacrait l'union de la psychologie et de la pathologie et nous avons vu que les travaux de son école jetaient en outre une vive lumière sur une des questions les plus intéressantes de la psychiatrie.

De leur côté les pathologistes utilisèrent dès le début dù xix⁰ siècle les enseignements de la psychologie physiologique. Cabanis fut leur premier guide : mais plus tard ils cherchèrent dans l'école de Wundt les éléments d'une physiologie pathologique.

Ce sont les efforts des premiers qui donnèrent naissance aux diverses écoles somatiques contemporaines et leur but fut de fixer les origines extracérébrales de la folie.

Esquirol est au premier rang des cliniciens qui se sont appuyés sur les idées de Cabanis. Il se fit surtout connaître par ses travaux sur les monomanies. C'est ainsi qu'il est considéré comme le créateur des folies primaires à l'époque où dominaient les idées de Griesinger

sur les folies secondaires ; à ce titre son influence fut considérable dans notre pays jusqu'à Morel.

Or si l'on parcourt son œuvre sans idées préconçues,
on est frappé de l'importance qu'il accorde à l'influence
des causes physiques sur le développement et la guérison
de la folie.

Esquirol fut surtout un observateur. Esprit analytique,
ennemi de toute synthèse prématurée, il s'est surtout appliqué à observer les faits : « Il est sans doute plus facile, dit-
il, dans son chapitre du traitement de la folie, d'imaginer
des hypothèses sur l'aliénation mentale que d'observer les
fous », se défendant ainsi par avance du jugement de la
postérité dont il avait pressenti d'avance le peu de bien-
veillance. Ses successeurs se sont en effet parfois montré
sévères vis-à-vis de lui. On peut dire que si les tendances
de son esprit l'ont empêché de devenir un grand chef
d'école, il a du moins laissé l'œuvre d'un clinicien con-
sciencieux. Et c'est ce qui à mon sens consacre l'importance
des opinions trop peu connues qu'il a formulées sur les
origines extracérébrales de la folie.

Il nous dit dans son chapitre sur la marche de la folie :
Les causes de l'aliénation mentale n'exercent pas toujours
leur action directe sur le cerveau : elle l'exerce aussi sur
des organes plus ou moins éloignés.

« Tantôt les extrémités du système nerveux et les foyers
de la sensibilité placés dans diverses régions, tantôt le sys-

tème sanguin et lymphatique, tantôt l'appareil digestif tantôt le foie et ses dépendances, tantôt les organes de la reproduction sont le premier point de départ de la maladie. »

Et plus loin à propos des lésions trouvés à l'autopsie « De toutes ces données on peut conclure qu'il est des folies dont la cause immédiate échappe à nos moyens d'investigation, que la folie dépend d'une modification inconnue du cerveau, qu'elle n'a pas toujours son point de départ dans le cerveau, mais bien dans les foyers des sensibilités, placé dans les diverses régions du corps...

« Cette conclusion contrariera ceux qui prétendent par le caractère du délire pouvoir assigner la fonction du cerveau qui est lésée ; elle contrariera ceux qui veulent qu'il y ait des folies idéales : j'avoue que je n'entends rien à cette dénomination : je ne comprends pas davantage ce qu'on veut dire par la folie intellectuelle, folie mentale : je ne suis pas plus heureux pour l'intelligence de tous ces systèmes qu'on a imaginés pour expliquer le délire et les symptômes de l'aliénation mentale. »

C'est la revanche du clinicien contre les théoriciens de l'époque. Que de fine ironie vis-à-vis de ces derniers !

Esquirol signale maintenant de nombreux faits qui démontrent l'origine périphérique de certains délires.

Pour lui l'hypocondrie a souvent son foyer dans les viscères abdominaux et il envisage chez les « méditatifs » les troubles d'estomac qui conduisent à cette maladie.

Ailleurs il reconnaît chez la femme l'influence des causes physiques, la leucorrhée : la menstruation, l'accouchement et l'allaitement : pour lui les troubles menstruels entrent pour un sixième dans les causes de la folie.

Entre autre observation Esquirol cite le cas d'une jeune fille aliénée par la suppression des règles qui un matin en se levant alla se jeter au cou de sa mère en avouant qu'elle était guérie ; ses menstrues avaient coulé abondamment et sa raison se rétablit aussitôt.

Puis ce sont les chutes sur la tête, la suppression des hémorroïdes, les amas et les vers intestinaux : à la Salpêtrière il a noté cette cause 24 fois sur 166 malades. Dans l'étude qu'il a consacrée à la guérison de la folie il cite la coïncidence avec les variations de l'adipose, les hémorroïdes, les menstrues et les maladies de la peau.

Il cite même un cas rapporté par Lafontaine à la société de Goettingue d'une femme qui guérit de la folie après l'ablation d'un cancer du sein.

A propos du traitement de la folie il revient encore sur l'influence des causes physiques.

« Nous avons vu, dit-il, des causes physiques, des causes intellectuelles et morales agissant sur le cerveau pour produire la folie, quelquefois isolément, quelquefois simultanément ; ces causes ont une action tantôt générale ou locale tantôt primitive, immédiate ou secondaire et sympathique. » Et il ajoute « dans les vues générales du traitement des aliénés ; on se proposera de faire cesser le désordre physique, les aberrations de l'entendement et le trouble des passions ; c'est donc à manier habilement l'intelligence, les passions et à user convenablement des moyens physiques que doit tendre le traitement. »

Et plus loin encore « pour établir la base d'une thérapeutique dans le traitement de l'aliénation mentale, il faudrait connaître toutes les causes générales et individuelles de cette maladie, distinguer par des signes certains, le foyer d'où partent tous ces désordres, déterminer si c'est le physique qui réagit sur le moral ou le moral sur le physique.

Par l'observation pure et simple, Esquirol confirmait sur le terrain de la pathologie, les doctrines de l'école sensualiste française et particulièrement de Cabanis sur l'influence du physique sur le moral. Il rendit ainsi plus de services à la psychiatrie que beaucoup de ceux qui l'avaient accablé de leurs critiques.

Plus tard vers le milieu du siècle les travaux célèbres de Morel sur la dégénérescence mentale et la folie héréditaire eurent en France et à l'étranger un légitime retentissement : ils ont dominé la psychiatrie jusqu'à nos jours.

Déjà au xvii⁰ siècle Morel avait été précédé dans cette voie par Félix Plater aux travaux duquel il a d'ailleurs rendu un juste hommage, mais on peut dire qu'aucun auteur n'a plus que lui contribué à introduire en médecine mentale la précieuse donnée de la dégénérescence et c'est pour lui un titre incontestable de gloire d'avoir reconnu et précisé les caractères variables de l'hérédité ainsi que ses relations avec la folie.

Or toute une école veut faire à l'heure actuelle de l'hérédité une doctrine exclusive. Aussi me paraît-il indispensable d'envisager avec Morel lui-même les rapports de cette notion avec celle de l'origine extracérébrale du délire.

Il sera facile de voir dans cette étude que la pensée de Morel a été de beaucoup dépassée et qu'une partie de son œuvre a été méconnue.

En ce qui concerne l'hérédité on ne connaissait guère avant lui que l'hérédité de similitude de beaucoup la moins fréquente d'ailleurs et dans laquelle les espèces pathologiques se transmettent sans se modifier.

Le premier il montra que certains états au contraire ne se transmettent qu'en se transformant. Dans ces conditions la folie des descendants ne ressemble plus à celle des ascendants. Les descendants d'aliénés ou de névropathes ne présentent plus alors la folie vraie, mais les attributs d'un état nouveau différent du type ordinaire de l'espèce et qu'il désigne sous le nom de dégénérescence mentale héréditaire (Legrain).

Dès leur naissance ceux qui sont atteints présentent un état mental défectueux caractérisé par des anomalies dans la sphère de l'intelligence, du sentiment et des penchants auxquels se joignent parfois des anomalies physiques.

Or la moindre cause occasionnelle produit une folie dite héréditaire qui revêt toujours des caractères qui lui sont propres ainsi que nous le verrons plus loin.

Voilà la doctrine de Morel ; elle a été reprise plus tard et complétée par beaucoup d'auteurs et tout spécialement par Magnan et ses élèves qui se sont surtout appliqués à l'étude des dégénérés et ont ainsi provoqué un groupement nouveau des maladies mentales.

Il n'entre pas dans le plan de ce livre d'insister davantage sur cette question de la dégénérescence héréditaire. Nous avons voulu l'indiquer seulement pour préparer le lecteur à comprendre la folie héréditaire que nous envisageons plus loin.

Or en créant ce groupe, Morel ne méconnaissait point pour l'aliénation mentale la possibilité d'une origine extracérébrale. Il est d'ailleurs intéressant de mettre en relief les opinions qu'il a formulées à cet égard.

En divers points du « Traité des maladies mentales » il insiste sur le rôle des causes physiques.

« Si le cerveau, dit-il, est constamment le siège de la folie, je ne pense pas qu'il soit invariablement le siège de la cause. »

Il n'est pour lui aucune maladie qui ne puisse réagir sympathiquement sur les fonctions cérébrales et amener en définitive un obstacle plus ou moins permanent à l'exercice des fonctions cérébrales et c'est ainsi qu'il range sous le titre de folie sympathique toutes les aliénations qui sont la conséquence de troubles ou de lésions spéciales et primitives de l'organisme.

Il fut d'ailleurs si frappé des rapports intimes qui existent entre les lésions périphériques et les troubles affectifs et de l'humeur qu'il plaça ceux-ci sous la dépendance d'une névrose du grand sympathique. Grave erreur qui lui a été sévèrement reprochée mais du moins dénotait ses tendances.

Après avoir posé ces principes fondamentaux, il essaie d'accumuler les preuves et de montrer dans une série de chapitres les rapports qui existent entre les lésions organiques et les troubles de l'idéation.

Il relate des cas de mélancolie empruntés à Greisinger par lésions accidentelles du globe de l'œil, des cas de manie à la suite d'opérations de strabisme, ou consécutifs à des corps étrangers de la plante du pied. Ailleurs s'appuyant sur l'autorité de Guislain il montre les rapports de l'aliénation mentale avec les affections cutanées : mais c'est surtout dans les affections organiques des organes abdominaux qu'on a souvent, dit-il, l'occasion de saisir ces rapports et il rappelle l'opinion des anciens sur l'influence des affections du foie.

En ce qui concerne les maladies utérines, il dit : « Je reste convaincu que les lésions de l'utérus et des annexes jouent un rôle important dans la production de la mélancolie. Ce serait, il me semble, pousser un peu loin l'esprit de théorie que de ne pas admettre les rapports de cause à effet entre le trouble des fonctions menstruelles et le désordre des facultés intellectuelles. Lorsque pour une cause ou pour une autre la menstruation est arrêtée et qu'à la suite de cette suppression, des troubles intellectuels apparaissent et qu'après le retour de la menstruation tous ces accidents s'évanouissent il est difficile encore une fois de nier un rapport de cause à effet. » Il ne s'agit alors il est vrai que de troubles physiologiques et non de délire véritable. Le même auteur retrouve encore cette relation de cause à effet dans l'ordre des intoxications.

Ces preuves diverses qu'il emprunte aux diverses branches de la pathologie lui paraissent assez évidentes pour servir de base à sa classification.

Celle-ci est essentiellement étiologique ; nous n'avons pas à la juger au point de vue de la psychiatrie ni discuter la valeur des arguments qui lui ont été opposés ; son étude ne peut nous intéresser que parce qu'elle nous accuse ses tendances et qu'elle nous permet de voir comment l'auteur a su concilier l'existence des causes physiques avec la doctrine des états dégénératifs.

La dégénérescence héréditaire y occupe une place prépondérante parmi les causes prédisposantes générales qui conduisent à l'aliénation mentale. Dans la folie héréditaire elle domine à ce point la cause occasionnelle qu'elle devient pour ainsi dire une véritable cause déterminante.

La cause physique parfois insignifiante n'intervient alors que pour précipiter la marche de l'affection et celle-ci n'est utile à connaître qu'au point de vue prophylactique.

Mais Morel reconnaît lui-même que dans certaines circonstances une action directe de la cause physique sur le cerveau est possible sans prédisposition préalable.

Pour lui la cause occasionnelle peut amener dans ces conditions « un trouble des fonctions intellectuelles, un délire général ou systématisé, durable ou transitoire, une folie en un mot, mais rarement, dit-il, ce délire aura le caractère de celui qu'on observe dans les formes particulières et essentielles de l'aliénation ».

Ainsi donc il admet chez ces malades à côté du délire transitoire, un délire chronique et permanent, sous les réserves qu'il a formulées.

Les malades qui en sont atteints sont encore des aliénés et il admet leur curabilité. Il rappelle le vieil adage « *sublata causa tollitur effectus* » pour bien préciser le rôle de la thérapeutique.

Mais il ajoute toutefois que rarement la cause physique agit « dans l'indépendance de son action » et que le plus souvent la prédisposition intervient pour exercer une action plus ou moins importante.

Or ces deux ordres de causes s'engendrent alors et se commandent successivement pour déterminer l'évolution progressive des phénomènes pathologiques.

Dans cet enchaînement où la cause physique conserve néanmoins son rôle, la psychose grâce à la prédisposition doit revêtir un caractère particulier. Il y a, à ce point de vue, union intime entre la forme clinique et la cause et l'on comprend dès lors que l'aliénation ne constitue plus comme dans les cas précédents un phénomène isolé susceptible de se dissiper avec la cause qui en a été cependant le point de départ.

La doctrine en principe ne se trouve pas atteinte mais la « méthode chirurgicale », que nous développerons plus loin, devient parfois impuissante en supprimant la lésion physique à déceler son rôle pathogénique.

Mais la prédominance de l'une ou de l'autre peut varier selon les cas. Tantôt la prédisposition l'emporte sur la cause physique, tantôt au contraire cette dernière prend le premier rang et l'on comprend aisément les différences qui pourront en résulter dans l'application de la méthode.

Ainsi envisagée, la dégénérescence est un cas particulier de la doctrine : les malades qui en sont atteints sont des prédisposés au maximum : celle-ci est alors prédominante et se substitue à la cause occasionnelle. La doctrine de Morel appuie d'ailleurs celle des origines extracérébrales de la folie en nous expliquant la variabilité des effets engendrés par une même cause.

Comme on le voit Morel est loin d'être aussi absolu dans sa doctrine qu'on a voulu le prétendre : il a envisagé la question du somatisme périphérique telle que nous devons la comprendre à l'heure actuelle.

Nous ne pouvons d'ailleurs mieux résumer l'opinion de Morel sur cette question qu'en reproduisant ici l'opinion qu'il avait formulée sur les travaux de Azam[1] dont nous parlons plus loin : « L'auteur, dit-il, est amené à des conclusions que ma propre expérience est disposée à accepter car s'il ne m'a pas toujours été facile de faire la part des affections primitives ou consécutives de l'utérus, je crois pouvoir assurer que les maladies primitives de ces organes ont été, dans la plupart des cas qu'il m'a été donné d'observer, les causes de l'aliénation mentale. » Analysant avec soin les observations contenues dans un travail important d'Azam, il croit que les lésions primitives ont été le plus souvent la cause de l'aliénation mentale. Il rappelle en outre qu'il est plus facile en ville qu'à l'hôpital d'établir ce rapport et l'auteur même de la dégénérescence déclare qu'il a observé un cas d'antéversion et de leucorrhée accompagnée d'une névrose grave et qu'il a guéri par un traitement dirigé contre l'utérus !

Un peu avant l'époque de Morel, quelques faits intéressants avaient été publiés. Belhomme[2] étudie les rapports des lésions périphériques avec la folie sous le nom de névropathie utéro-cérébrale.

---

1. Azam défendit avec conviction les idées de Loiseau sur la folie sympathique.
2. Belhomme, Recherches sur la localisation de la folie, 1836.

Morel lui a emprunté deux faits intéressants à signaler. Le premier concerne un fait confirmé par Lisfranc dans son traité des maladies chirurgicales.

Une dame avait eu un premier accès de folie en 1825 pendant une grossesse. L'accès dura 2 jours. En 1826 elle devient de nouveau enceinte et eut un deuxième accès. En 1830, troisième grossesse, accès plus long et plus difficile à guérir. En 1855, accès de manie accompagnant une grossesse, mais cet accès fut de courte durée. Enfin en 1856 après une suppression de règles, Madame X... devient aliénée ; cependant elle n'était pas enceinte. Elle se plaignait de douleur dans le petit bassin et l'on fait venir Lisfranc qui constate une hypertrophie du corps de la matrice et des érosions du col de cet organe. Traitée par le chirurgien par des saignées, des injections dans le vagin, un repos aussi complet que possible cette dame fut guérie en peu de temps à mesure qu'on se rendait maître de l'affection de la matrice.

Dans une deuxième observation, il s'agit d'une jeune dame qui pendant une grossesse eut un accès d'aliénation qui guérit peu de temps après son accouchement. Dix ans après, elle devient folle de nouveau et l'on crut qu'elle était enceinte. Dans l'incertitude de cette prétendue grossesse, on consulta Boyer. Ce chirurgien annonça la présence d'un polype dans l'utérus : il fut enlevé et l'aliénation cessa aussitôt.

Dans un mémoire qu'il a consacré à l'étude des folies sympathiques il rappelle plusieurs cas de folie développée sous l'influence de cancers de l'utérus et qui ont cédé au traitement palliatif de la maladie utérine.

Depuis Morel, l'École de Sainte-Anne, sous la féconde impulsion de son éminent chef M. Magnan, a complété son œuvre sur des points qui relèvent exclusivement de la psychiatrie et que nous n'avons pas à envisager ici.

Loiseau.   En 1857, la doctrine galénique reparaît tout entière sous la dénomination de folie sympathique dans la thèse célèbre de Loiseau. Celle-ci est bien débarrassée des erreurs dont son auteur l'avait entourée mais elle reste encore appropriée à la science de l'époque. Cette nouvelle phase de son histoire est intéressante à étudier.

Dans la partie clinique de son œuvre Loiseau distingue nettement le siège de la cause et celui de la maladie elle-même. Or l'ordre d'apparition et d'enchaînement des deux groupes de phénomènes morbides quand une lésion locale coexiste avec le trouble mental démontre clairement pour lui que les maladies mentales sont tantôt primitives et tantôt secondaires mais il ajoute :« Les médecins qui soutiennent que la mélancolie commence toujours par l'encéphale comme ceux qui prétendent qu'elle débute constamment par les appareils de la cavité abdominale sont également dans l'erreur. »

L'auteur estime que les phénomènes sympathiques pré-

dominent souvent sur ceux qui tiennent immédiatement à
« la lésion de l'organe affecté tout d'abord ».

Envisageant de nouveau la forme mélancolique il nous
montre encore qu'à côté des cas où l'encéphale primitivement affecté réagit avec énergie sur les organes contenus
dans la cavité abdominale, il en est d'autres où les accidents
cérébraux se rattachent aux modifications viscérales par des
rapports de causalité réciproque.

Il appuie cette conception sur l'examen de seize cas dont
la plupart sont démonstratifs : 5 entre autres ont trait à des
maladies des voies digestives ou du foie, 5 aux maladies de
l'utérus ; comme pour ses prédécesseurs ce sont deux appareils dont le consensus avec le cerveau est le mieux établi.
Reil avait déjà dit que la tête et les parties génitales constituaient les deux pôles « exprimant ainsi la réaction mu-
tuelle que les deux parties exercent l'une sur l'autre ».

Un des cas cités par Loiseau est particulièrement intéressant ; il s'agit d'un délire qui guérit par l'extraction
d'un polype utérin.

Mais l'auteur ne se borne pas à l'exposé de ses observations personnelles ; il rappelle des faits antérieurs, à l'appui
de sa thèse : plusieurs sont relatifs à la folie vermineuse,
dont la guérison s'est présentée dans des conditions telles
qu'on ne saurait invoquer la coïncidence : le premier appartient à Ferrus qui le présenta à l'académie de médecine.
C'est le cas d'un aliéné qui guérit immédiatement après

l'expulsion d'un tænia. Un jeune médecin cité par Courot dans une thèse parue en 1824 présentait également des symptômes propres à l'affection vermineuse, il fut pris de manie, forme qu'on observe le plus souvent dans ces cas : celle-ci disparut avec le vermifuge ; plus tard on put prévenir un nouvel accès. Plus tard Legrand du Saulle dans un mémoire présenté à la société médico-psychologique cite le cas d'une jeune fille atteinte d'accès convulsifs et de manie causée par la présence de larves vivantes dans le sinus frontal. Elle guérit par la destruction des insectes au moyen de vapeurs arsenicales inspirées par le nez. Le Dr Billeti a observé un accès de mélancolie chez une ancienne maniaque et dû à la présence de larves nombreuses d'insectes coléoptères logées dans le conduit auditif et qui avaient perforé le tympan.

D'autres faits se rapportent à des troubles de la zone génitale qu'avait déjà signalés Esquirol.

Il cite entre autres le cas rapporté par Courot d'une jeune fille qui ne fut réglée que vers sa 20ᵉ année, cessa de l'être après la deuxième menstruation et fut atteinte de lypémanie; elle était dans un état d'agitation et d'inquiétude extraordinaire et avait l'idée fixe qu'elle était entourée de persécuteurs; la réapparition des règles fit cesser la maladie ; 5 ans après elle eut une nouvelle suppression du flux menstruel et sa mélancolie reparut avec les mêmes caractères.

Malgré les faits si probants qu'il avait observés ou qu'il

avait empruntés à la pratique d'autres aliénistes, Loiseau
échoua complètement dans son entreprise.

Les causes en sont multiples ; la principale est d'ordre
exclusivement scientifique ; si l'auteur s'était borné à
affirmer sur le terrain clinique la relation des maladies
de l'utérus, avec le cerveau, s'il avait adopté la dénomination bien française de folie viscérale admise autrefois
ou celle de folie symptomatique qui indiquait l'origine de
la folie sans préjuger du mode d'action de la lésion viscérale
sur le cerveau, sa doctrine eût eu certainement plus de
chances d'être acceptée dans notre pays, malgré les critiques
qu'on pouvait adresser à la méthode clinique sur laquelle
elle s'appuyait.

. Mais l'auteur eut le tort d'envisager à la fois le pourquoi
et le comment des phénomènes observés.

Déjà Pinel qui avait fait une large place à la folie sympathique avait invoqué une pathogénie inacceptable : pla-
çant le siège primitif de la folie dans la région de l'estomac
et de l'intestin, il supposait que de ce centre se propageait
comme une espèce d'irradiation le trouble de l'entendement ; plus tard Broussais avait adapté sa théorie de l'irri-
tation à la cause des folies sympathiques et établi la relation
entre l'hypocondrie et la gastro-entérite.

Quant à Loiseau il crut devoir rattacher la sympathie aux
conceptions de l'époque. S'appuyant sur les idées de Hun-
ter et de Chomel il rapprocha celle-ci des consensus qui

enchaînaient toutes les fonctions et les met dans une dépendance réciproque. Il étudia sous le nom de phénomènes sympathiques ceux qui se passent entre deux organes qui ne concourent pas aux mêmes fonctions. Admettant que le système nerveux seul constitue l'agent de transmission, il émet l'hypothèse que les névroses intellectuelles devaient être le résultat d'une réflexion directe sur la couche corticale du cerveau, d'impressions transmises par des organes malades et qu'il assimila à une action réflexe. Partant de la doctrine des consensus organiques, il aboutissait à une opinion qui répond il est vrai à une notion que la physiologie a de nos jours précisée et transformée sous le nom de cénesthésie.

Mais il termine par cette conclusion qui déconcerte l'esprit : « Le mot sympathie n'est à vrai dire qu'une abstraction confuse, une pure création de l'esprit, comme les mots d'attraction, d'affinité, de force vitale, c'est une dénomination métaphysique qui n'a pour but que de nous indiquer d'une manière abréviative les propriétés de la matière. Ce n'est, comme l'a dit Bichat, qu'un mot heureux qui sert de voile à notre ignorance sur le rapport des organes les uns avec les autres. »

On comprend dès lors aisément pourquoi la doctrine a sombré à une époque où certains esprits refusant à la pathologie toute subordination à la physiologie, cherchaient aussi à se dégager de toute préoccupation métaphysique ; ainsi le mot sympathie et son interprétation ont fait vite oublier les faits cliniques qu'il avait la prétention d'expliquer.

Il faut encore rappeler l'influence qu'exerçait à cette époque la conception des folies primaires au nom de laquelle Foderé, Falret et Georget repoussaient systématiquement la folie sympathique.

Mais d'autres causes ont contribué à faire tomber la folie sympathique en un discrédit complet. On comprend qu'elle ait pu compter tant de détracteurs, si l'on se reporte aux idées de l'époque : à ce moment le positivisme attirait en France beaucoup d'esprits et quelques années plus tard l'école psychophysiologique allemande allait atteindre son apogée et exercer dans notre pays une grande influence.

La doctrine de la folie sympathique apparaissait aux yeux de beaucoup comme liée à la période scientifique de la lutte entreprise contre le spiritualisme. Elle contenait en effet une réponse aux philosophes qui refusaient aux maladies du corps toute influence sur les maladies de l'esprit.

A ce point de vue, elle pouvait satisfaire beaucoup d'esprits, mais dans les discussions qui s'étaient produites au sein de la société médico-psychologique, les tendances philosophiques semblaient avoir le pas sur une documentation scientifique irréprochable et c'est ainsi que cette doctrine devait tomber dans l'oubli parce que bien que fondée sur des faits scientifiques par ceux-là même qui en étaient les promoteurs, elle n'était plus entre les mains de beaucoup qu'un instrument doctrinal.

Nous devons dire toutefois que Baillarger [1] s'était rallié aux idées de Loiseau au cours de ces discussions. « Pour lui les lésions utérines jouent un rôle dans la symptomatologie et aussi dans l'étiologie. » Dans ses leçons orales de la Salpêtrière il déclare que les engorgements utérins poussent à la monomanie, il cite le cas de Guillot d'un polype utérin accompagné d'une fureur utérine qui disparut avec l'opération.

Griesinger dans son traité de la folie trouve que les maladies locales de l'utérus, des ovaires, du vagin (kyste ovarique, déplacement, catarrhe utérin, érosion de la partie vaginale de cet organe) n'amènent ordinairement la folie que par suite de l'exagération progressive de l'hystérie à laquelle elles donnent naissance. Le médecin doit pour lui toujours examiner les organes génitaux ; il rapporte des cas de guérison.

Guislain de Gand dans ses leçons sur les phrénopathies déclare : « cette influence des viscères sur le système cérébral est donc un fait constant : celui qui voudrait le nier témoignerait de son ignorance complète d'un ordre de phénomènes remarquables dans l'état physiologique comme dans

---

1. Baillarger, *Leçons orales de la Salpêtrière.*

l'état morbide : il perdrait de vue cette grande vérité que le cerveau est un instrument aux ordres des actes organiques, un instrument sans lequel il devient impossible de concevoir l'existence des viscères. » Vermeulen soutenait en Belgique la même opinion.

Nous voyons encore en 1862 Marcé, dans le traité pratique des maladies mentales, défendre dans ces termes la folie sympathique : « quelque controversée qu'ait été son existence, il est impossible de ne pas l'admettre comme un fait bien démontré dans la pratique de la médecine mentale. »

Parmi les défenseurs de la folie sympathique nous devons signaler particulièrement Azam et Mairet.

Un an après les discussions soulevées à l'occasion de la folie sympathique, Azam, médecin adjoint des femmes aliénées, publiait à Bordeaux une étude sur « la folie sympathique provoquée et entretenue par les lésions de l'utérus et des annexes ». Cette étude comprend 40 observations.

Dans onze observations personnelles, l'auteur cite 7 cas de lypémanie simple, une hystéromanie.

Il a rencontré cinq fois des ulcérations granuleuses du col utérin, une antéversion avec engorgement du col et ulcération de la lèvre inférieure.

Trois fois des tumeurs fongueuses et fibreuses avec hypertrophie utérine, une fois un simple engorgement douloureux de la matrice avec abaissement du col et leucorrhée, une fois une hystéromanie chez une femme mariée atteinte d'aménorrhée depuis un an ; à l'examen on trouve une occlusion complète de l'utérus, il n'y a ni engorgement ni ulcération.

Azam rapporte 27 cas empruntés aux registres de l'asile depuis 1843. Dans les registres d'autopsie le cancer prédomine, puis les hypertrophies utérines, les ulcérations et engorgements du col, les polypes, les kystes de l'ovaire. Les malades arrivant à l'asile à l'état chronique d'aliénation, il est naturellement difficile de savoir si la lésion locale a été primitive ou secondaire.

Nous avons vu plus haut l'opinion que Morel a formulée à cet égard dans l'examen qu'il a fait de ces observations.

Voici d'ailleurs les conclusions de Azam qu'il me paraît intéressant de reproduire intégralement parce qu'elles émanent d'un clinicien qui devait occuper quelques années plus tard avec éclat la chaire de clinique chirurgicale à la faculté de Bordeaux et qu'elles ont été en outre admises par Morel.

« 1° Les maladies organiques de l'utérus et de ses annexes sont une cause de folie sympathique.

« 2° Les folies sympathiques ayant cette origine prennent le plus souvent la forme de la lypémanie suicide ou homicide.

« Le nombre de ces folies est plus considérable qu'on ne le croit généralement et s'il en a été fait jusqu'ici peu mention c'est que les lésions utérines ont été inaperçues.

« La fréquence de ce rapport sympathique est suffisante pour autoriser le praticien, même en présence d'une cause morale apparente, à examiner s'il n'y a pas de lésion utérine chez toute lypémaniaque suicide ou homicide.

« La guérison des maladies curables de l'utérus entraîne celle de l'aliénation mentale. Si la maladie utérine est considérable, l'aliénation s'aggravera et deviendra démence. Tout traitement autre que le traitement physique deviendra inutile tant que la lésion organique persistera et ce dernier aura d'autant plus de chance d'être efficace qu'il sera appliqué à une époque plus rapprochée du début. » Ces conclusions vraies d'une façon générale étaient trop exclusives pour avoir été acceptées sans contestation, elles demanderaient encore à l'heure actuelle à être revisées.

En 1880, 1881 et 1882, M. Mairet, professeur de psychiatrie à la faculté de Montpellier, reprenait encore dans le *Montpellier médical* 25 ans après, les idées de Loiseau qu'il appuyait sur 31 cas empruntés à sa pratique et à celle de ses contemporains. Parmi celle-ci nous retrouvons 4 observations empruntées à Belhomme.

Il affirmait dans ce mémoire fort intéressant les relations que les affections de l'utérus et des annexes présentaient avec certaines formes de l'aliénation mentale ; pour préciser davantage les faits et éviter toute confusion il envisagea à part les lésions de chacune des parties de l'appareil génital ainsi que les troubles fonctionnels de la menstruation.

Ses observations sont fort étudiées. Dans l'une d'elle où un accès de manie aigu a évolué parallèlement à des lésions très nettes des organes génitaux il étudie parmi les causes qui ont déterminé le délire, les lésions locales, la prédisposition et les causes morales : malgré les efforts de l'auteur, malgré les preuves nombreuses qu'il avait accumulées, et l'analyse minutieuse à laquelle il avait soumis ses observations, ce travail devait comme les précédents passer inaperçu et n'exercer aucune influence sur les idées courantes.

Nous devons encore mentionner l'article intéressant publié par Regis en 1884 dans le dictionnaire encyclopédique de Dechambre. Le distingué professeur de Bordeaux y affirme que « le fait du développement de la folie sous l'influence d'un processus organique plus ou moins *éloigné n'est contesté par personne* ». Pour lui le mode d'action est seul discuté mais il reconnaît « que le plus souvent les liens dits sympathiques sont explicables par les lois de la physiologie » et il insiste sur la nécessité d'une prédisposition antérieure affirmant ainsi que la folie ne saurait être la conséquence ordinaire et logique d'une affection somatique.

« Il n'en est pas moins vrai, dit-il encore, qu'il existe une folie produite par la lésion d'organes extra-cérébraux quel que soit le mécanisme de sa production. »

Dans ses publications ultérieures l'auteur se rétracte

en affirmant qu'il n'a fait que traduire dans cet article des idées en quelque sorte traditionnelles.

Bien qu'il reconnaisse que cette question est redevenue une des actualités intéressantes de la psychiatrie, par la fréquence des maladies pelviennes chez les aliénés, il admet à l'heure actuelle, que lorsqu'en dehors de la coïncidence qu'il considère comme très fréquente, la lésion locale retentit sur l'état mental, « c'est d'habitude non pas pour créer la psychose mais simplement pour lui imprimer une couleur spéciale ou pour lui surajouter des idées délirantes, des interprétations, des hallucinations en rapport avec son siège et ses réactions cénesthésiques ainsi que cela a lieu d'ailleurs dans la plupart des viscéropathies. »

Quant à l'influence curative des opérations gynécologiques sur les psychoses, elle reste pour lui très discutable : ce n'est que dans quelques cas rares que la lésion peut être considérée comme la cause productive de la psychose, par voie réflexe non par auto-intoxication. Nous combattons d'ailleurs cette opinion dans un autre chapitre:

Depuis les travaux de Loiseau, Azam et Mairet aucune tentative sérieuse n'a été faite en France pour défendre la doctrine galénique et de fait la question est restée presque oubliée jusqu'à nos jours. En général, les aliénistes cherchent à étendre le domaine des folies primitivement cérébrales et se désintéressent de la question des origines extracérébrales de la folie. Toutefois, à la société de médecine légale (10 septembre 1898) au cours d'une discussion sur les troubles psychiques au moment de la ménopause M. Charpentier, médecin à Bicêtre, a rapporté l'observation intéressante d'une femme atteinte d'un léger degré de déplacement utérin et qui avait pris en aversion son mari et ses enfants. Le redressement orthopédique de l'organe suffit à faire disparaître ces troubles psychiques.

A. Voisin, médecin de Bicêtre, signale de son côté deux guérisons d'hallucination de la vue par l'iredectomie et l'extraction du cristallin.

« J'ai fait opérer, dit-il, et observé la guérison absolue des phénomènes hallucinatoires et du délire qui les avaient suivis. » Luys, en 1885, dans son Traité de médecine mentale admet aussi l'existence de la folie sympathique.

Quant aux chirurgiens engagés dans l'interminable et stérile discussion sur l'identité du délire alcoolique avec le délire de Dupuytren ils n'utilisèrent aucune des observations de délire infectieux si fréquentes dans les services de chirurgie avant la période antiseptique.

Quelques cas furent néanmoins publiés qui démontrent l'amélioration ou la guérison de l'état mental après certaines opérations. Je les signalerai rapidement.

En 1887 Terrillon publiait dans les annales de gynécologie un cas intéressant de kyste ovarique opéré à la Salpêtrière ; l'étal mental s'améliora.

En 1896 au 6e congrès des médecins aliénistes de France à Bordeaux, Piéchaud chargé d'un service chirurgical à l'asile d'aliénés nous donne la relation de deux faits intéressants. Le premier est relatif à une femme atteinte de manie chronique qu'il opère d'une tumeur du sein. Après l'opération l'état mental s'améliore chaque jour, la malade devient très calme, a conscience d'elle-même et paraît seulement un peu triste quand la pensée lui vient qu'elle n'est pas tout à fait guérie.

Le deuxième concerne une femme atteinte d'endométrite et qui présente les symptômes d'une mélancolie anxieuse. Une double opération fait disparaître la mélancolie.

Peu avant cette époque nous signalerons un travail publié par de Fournault (*Ann. de gynécologie,* 1879-1880, Étude sur les troubles du système nerveux central consécutifs aux affections diverses de l'appareil utéro-ovarien) ; celui de Baye, 1880, Essai clinique sur les rapports des troubles génitaux avec la folie chez la femme. Montpellier ; enfin une thèse de Cossa (Montpellier, 1895) qui contient plusieurs observations favorables au traitement chirurgical de la folie sympathique.

Tandis qu'au cours du xixe siècle, la doctrine de la folie sympathique était d'une façon générale si mal accueillie dans notre pays, celle-ci trouvait en Allemagne des défenseurs convaincus. Dans ces dernières années seulement, elle devait être reprise de nouveau en France puis en Amérique.

Nous ferons tout d'abord connaître le mouvement qui se produisit en sa faveur à l'étranger.

L'école somatique allemande avait eu comme représentant vers 1830 Nasse qui développa surtout ses idées dans « sa thérapeutique » puis Albers dans « sa thérapeutique générale » mais ce fut surtout Jacobi qui en 1844 essaya de combattre sur le terrain de la médecine les tendances philosophiques de son époque et de son pays. Il envisagea résolument dans un important ouvrage[1] le substratum organique des maladies de l'esprit et secondairement les origines extracérébrales de la folie. Fils du spiritualiste dont Lévy-Bruhl en France nous a fait connaître la doctrine mais aliéniste lui-même à l'asile de Siegburg, sa conception des rapports de la folie avec les affections du corps est basée sur un grand nombre d'observations qui n'occupent pas moins de 300 pages de son ouvrage. L'auteur ne put toutefois s'affranchir de préoccupations philosophiques qu'il avait la prétention de combattre et son œuvre ne possède malheureusement pas un caractère exclusivement scientifique. On retrouve en Jacobi médecin, un spiritualiste; le métaphysicien y coudoie le clinicien, aussi la doctrine scientifique qu'il a voulu édifier manque-t-elle de précision. Elle n'eut pas en Allemagne de véritable retentissement et resta presque inconnue dans notre pays.

1. Maximilien Jacobi, *Die Hauptformen, etc.* Leipsick, 1844.

Toutefois celle-ci marque une époque intéressante dans le mouvement des idées au xixᵉ siècle et mérite à ce titre d'être indiquée dans ses lignes principales.

L'auteur pose d'abord en principe « la corrélation entre les organismes mentaux et les organismes physiques » il se propose dès lors d'étudier les troubles mentaux dans leurs rapports avec la médecine. S'inspirant, quoi qu'en ait dit Lange dans son « Histoire du Matérialisme » des idées françaises défendues par Cabanis au commencement du xixᵉ siècle et qui devaient être reprises plus tard par Ribot avec tant d'éclat, il soutient que l'étude des états anormaux de l'organisme doit servir de base aux recherches psychologiques et éclairer en même temps l'étude des anomalies morbides du cerveau. La psychiatrie doit s'appuyer exclusivement sur l'état de l'organisme qui « seul apprend le rapport de l'élément psychique avec son élément somatique dans la mesure de leur pénétration réciproque ». Malheureusement sa conception de « l'âme est empreinte des idées qu'Aristote dans son système avait empruntées à Platon. Il admet bien comme les fondateurs français de la psychologie expérimentale « que la puissance, l'énergie de l'élément psychique peut être renforcée ou amoindrie, provoquée ou annulée par des influences variées venues de l'extérieur ». Mais comme Aristote il oppose « le divin au formel ». Pour lui « l'activité spontanée de l'âme échappe au physique ». Dès lors « l'âme dans sa vie intérieure ne saurait être malade ». Les formes de la vie de l'âme ou de l' « activité psychique » peuvent seules s'écarter de l'état normal d'une façon morbide : elles seules peuvent intéresser le médecin. Ses déductions médicales s'en trouvent singulièrement obscurcies.

Quoi qu'il en soit, le point fondamental sur lequel il insiste « c'est le caractère purement symptomatique de tous les troubles des fonctions de l'âme quelle qu'en soit la forme ». Il déclare d'ailleurs être le premier « qui se soit occupé des troubles secondaires et se soit opposé aux nombreuses tentatives d'hommes experts et intelligents pour présenter les troubles de la vie de l'âme comme une maladie qui porte en elle le sceau de l'indépendance de son origine, de ses symptômes et de son cours ».

Nous devons surtout retenir de l'œuvre de Jacobi, sa classification de l'aliénation en deux variétés, celle des facultés sensitives et intellectuelles et sa conception des folies secondaires qui se rapproche de celle de Griesinger et nous permet d'entrevoir l'action des causes périphériques. Selon lui en effet de nombreuses affections somatiques sont susceptibles de retentir sur le cerveau et il accorde à celles-ci le rôle de causes déterminantes. Les observations qu'il a publiées concernent les maladies infectieuses comme la fièvre typhoïde et les accidents variés de la puerpéralité (sein et utérus), les pertes sanguines, les troubles de la menstruation, l'alcoolisme, les affections diverses du poumon et du cœur, etc.

Ainsi Jacobi qui n'avait su se plier comme nôs compatriotes aux règles de la philosophie scientifique était arrivé cependant par la seule observation clinique à des conclusions analogues en ce qui concerne les origines extra-cérébrales de la folie.

Nous venons de voir qu'en Allemagne la doctrine somatique y est soutenue par des médecins qui n'ont malheureusement pas su se dégager de préoccupations philosophiques : aussi les résultats obtenus sont médiocres.

C'est surtout en Amérique et au Canada qu'une importante évolution s'est produite.

La conception toute spéciale de la vie qu'a si bien reflétée la philosophie de W. James, l'illustre professeur de l'université d'Harvard, a permis à une école somatique chirurgicale de se constituer. Elle y est représentée par des hommes dont la pensée tournée exclusivement vers l'action ne se sont pas attardés au point de vue doctrinal et ont abordé franchement le terrain de la pratique. Et c'est ainsi que l'esprit pragmatique a conduit les Américains à appliquer la chirurgie au traitement de l'aliénation mentale et à suivre le mouvement qui avait été marqué en France quelques années auparavant.

A cette école se rattachent surtout les noms de Rohé et Hobbs, Manton de Detroit, Noble d'Atlante et plus récemment Mabaud et Leroy Brown de New-York qui ont étudié par son côté pratique la folie sympathique.

Ce fut en 1897, à Montréal, au 65e congrès annuel de la Brit. med. association (section de psychiatrie) que la question de l'action curatrice de la chirurgie dans certaines formes de l'aliénation mentale fut nettement posée en dehors de toute préoccupation doctrinale par G. Rohé, de Baltimore, 2e surintendant de l'hôpital des aliénés de Sykesville (Maryland) et par Hobbs, de London (Ontario).

Le premier de ces médecins présente une statistique de 34 cas avec onze guérisons complètes au point de vue physique et mental, neuf améliorations dont quelques-unes très accentuées, deux dans lesquelles on ne constata aucun changement au point de vue mental, trois morts.

Hobbs présenta également à ce congrès, les résultats qu'il avait obtenus dans son asile depuis qu'il a introduit la chirurgie comme méthode rationnelle de traitement. Les résultats ont dépassé toute espérance : non seulement la majorité des cas traités ont guéri au point de vue opératoire, mais l'état mental des malades s'est amélioré dans une notable proportion. Sa statistique est la suivante : sur 80 cas 30 soit 37 1/2 pour 100 ont recouvré la raison, 18 soit 22 1/2 pour 100 ont été considérablement améliorés et dans 28 cas soit 35 pour 100 il ne s'est produit aucun changement au point de vue mental. Il y a eu quatre morts 5 pour 100 au total. Sur les 30 malades guéris complètement 11 avaient été folles moins d'un an, 7 entre 1 et 2 ans, 4 entre 2 et 3 ans, une entre 4 et 5 et 3 depuis plus de cinq ans. La discussion qui suivit ces présentations fut passionnée mais pourtant décisive. Russell, médecin directeur de l'asile d'aliénés d'Hamilton, prononça contre ces statistiques un réquisitoire surtout philosophique dans lequel il se déclara un adversaire résolu. Il ne réunit que 4 cas dans lesquels l'intervention ne fut suivie d'aucun résultat ! !

Il était important en présence des résultats obtenus de rechercher la fréquence des affections gynécologiques chez les aliénés, c'est ce que les Américains ne manquèrent pas de faire ; G. Rohé a spécialement insisté sur ce fait au congrès : une observation systématique lui a démontré en effet la plus grande fréquence des affections pelviennes chez les folles. D'après lui, 60 pour 100 de folles internées présentaient des lésions des organes pelviens.

Isabel Davenport à l'hôpital Illinois de l'Est à Kankakle a relevé une proportion de 80 pour 100, Hobbs au même congrès donne 93 pour 100.

La coexistence des maladies des organes génitaux chez la femme avec l'aliénation mentale avait aussi dans d'autres pays attiré l'attention. Des constatations analogues furent faites mais elles portèrent surtout sur des cas aigus. Je tiens cependant à rappeler les principales.

En 1871, Guido Weber avait conclu à l'existence de 7 cas de lésions utérines sur 46 cas de folie puerpérale. Le petit nombre de cas où l'auteur a constaté ces lésions

prouve bien qu'il avait eu surtout l'attention attirée par
des lésions utérines à symptômes bruyants : il ne conclut
d'ailleurs pas sur les rapports entre les lésions utérines et
le trouble mental. En 1875, Furster signale de son côté
des lésions légères de l'utérus et du paramètre dans la folie
puerpérale. Campbell Clark en 1887 signale 10 cas de
lésions utérines chez 40 folles. Enfin Idanoff assistant à la
clinique psychiatrique de Moscou a le mieux précisé les
lésions de l'utérus dans le cas de psychoses d'origine puerpérale : il signale 32 cas sur 50.

A côté des résultats intéressants fournis au congrès de
Montréal, la pratique de la chirurgie des aliénés devait en
Amérique amener les pires abus entre les mains d'hommes
qui, manquant de toute méthode scientifique, s'appliquaient
à rechercher le traitement systématique de la folie.

Prétendre en effet guérir la folie par un acte chirurgical
ou du moins proposer systématiquement l'instrument tran-
chant à tous les malades délirants dans le but de les guérir
constitue l'illusion la plus décevante, la plus dangereuse, et
la plus contraire aux acquisitions scientifiques de la psychiatrie contemporaine. Elle devait conduire fatalement aux
pires excès, c'est-à-dire au sacrifice d'organes sains considérés théoriquement et sans preuves suffisantes, comme le
point de départ de l'affection mentale ou aux trépanations
crâniennes systématiques dans le cas de lésions plus ou
moins étendues et en tout cas incurables des centres nerveux.

Cette pratique abusive rencontra partout l'opposition la plus vive et la plus justifiée : en Amérique, même où elle avait pris naissance, au Canada, en Italie, en Belgique, elle provoqua d'ardentes polémiques et la réprobation de tous les médecins et spécialement des aliénistes.

Des enquêtes, des consultations internationales furent faites qui aboutirent à la publication de documents ou de statistiques défavorables et vinrent ajouter des preuves matérielles aux arguments d'ordre social ou scientifique mis en avant contre les tendances de la chirurgie en médecine mentale.

Parmi ces enquêtes il convient de signaler celle que Russell d'Hamilton fit en s'appuyant sur 120 aliénistes de la Grande-Bretagne et de l'Amérique et qu'il publia en 1897 au Congrès de Montréal et celle plus récente faite en Italie par Angelucci et Pierracini et que Cuylitz a utilisée en Belgique dans son plaidoyer contre l'intervention chirurgicale chez les aliénés [1].

1. L'examen de ces statistiques étrangères est intéressant à faire.

Dans la statistique d'Angelucci et Pierracini qui porte sur 109 cas nous trouvons des résultats déplorables : il n'existe que 17 cas où l'intervention a été salutaire.

Dans 23 cas, les femmes sont restées ce qu'elles étaient avant : l'influence de l'acte opératoire a été nul ; 2 femmes sont devenues névropathes, 23 folles ou hystériques avant l'opération ont présenté une aggravation de leur état antérieur.

Enfin 44 femmes dont 20 hystériques avant l'opération et 24 non hystériques sont devenues folles.

Enfin sur les 17 cas où l'influence de la chirurgie aurait été salutaire, 12 des malades ne présentaient que des troubles nerveux et les 5 cas favorables à

Bien que conçues dans un mauvais esprit scientifique et justifiables des critiques que nous avons formulées, ces statistiques n'en firent pas moins une très grande impression dans le monde médical et faillirent compromettre à jamais la chirurgie dss aliénés.

l'intervention auraient fourni seulement 2 améliorations sensibles et 3 guérisons apparentes. Certes cette statistique ainsi présentée n'est guère susceptible d'encourager la chirurgie dans la voie que nous indiquons, elle montre du moins l'utilité d'une « Méthode chirurgicale ».

Quoi qu'il en soit on comprend que sur 76 aliénistes consultés par Angelucci, 3 seulement se soient déclarés favorables et que sur 18 gynécologistes et chirurgiens, également aliénistes, 5 seulement soient partisans de l'intervention, encore sur 5 il faut en signaler 2 qui n'interviennent que lorsque les organes génitaux sont réellement malades.

C'est en s'appuyant sur des résultats statistiques analogues que Russel et tous les aliénistes auxquels il s'adressa sont arrivés à combattre l'intervention chez les aliénés. Presque tous ont répondu que très rarement l'état mental avait été modifié, que si l'intervention se trouvait indiquée quand il existait une lésion naturelle on ne pouvait jamais compter sur une amélioration de l'état mental. Ils vont même jusqu'à dire que lorsque la guérison est obtenue, il convient de l'attribuer à des conditions indépendantes de l'opération.

Or pour ce qui concerne la statistique italienne, elle soulève de graves objections. Tout d'abord elle est faite d'observations adressées à l'auteur. Beaucoup d'entre elles manquent de renseignements précis sur la nature des lésions constatées et des opérations pratiquées : parfois même les renseignements manquent totalement. Un point capital et sur lequel il nous faut insister, c'est que les auteurs n'y rangent guère que les cas d'hystérie. Ils distinguent bien les hystériques de celles qui ne le sont pas. Tout d'abord cette répartition est inégale. L'auteur a divisé ses observations en 13 groupes cliniques. Or les 9 premiers ne comprennent que des hystériques, le 10e comporte 24 cas de psychose post-opératoires chez des femmes non hystériques mais qui n'étaient pas folles, dit l'auteur, avant l'opération.

Les 2 derniers groupes comprennent 24 malades aliénées, dont 19 sont aggravées ou restent stationnaires après l'opération, dont 5 paraissent améliorées ou guéries.

Or dans le détail nous trouvons que sur les 19 cas, 9 étaient atteints de folie hystérique, 2 de folie périodique menstruelle, 1 de folie épileptique : donc 12 malades dont la plupart sont hystériques. Quant aux 7 autres il n'est donné

Quoi qu'il en soit, l'importance des travaux entrepris en Amérique dans ces dernières années est incontestable ; la recherche systématique des affections que présentent les aliénés internés et les résultats obtenus par le traitement chirurgical prouvent mieux que les spéculations

aucun renseignement : enfin les 5 derniers cas sont constitués par des femmes atteintes de folie hystérique avec accès maniaques : il résulte de cet examen que presque tous les cas rapportés par les auteurs italiens sont relatifs à l'hystérie et nous ajouterons qu'il en est de même de ceux que vise Cuylitz dans sa communication.

Il nous dit en effet dans ses conclusions que nous tenons à reproduire intégralement : « Rien, dit-il, ne justifie une intervention chirurgicale dans le traitement de l'hystérie ou d'un état épileptique. Elle n'est curative dans aucun cas : elle débilite parfois ou retarde la guérison ; elle est parfois mortelle. » Cette dernière conclusion est sans valeur ; les autres sont contestables ; nous ne retenons ici que la première, qui démontre que l'auteur n'a envisagé que l'hystérie ou l'épilepsie.

Dans la statistique de Rohé nous trouvons également plusieurs faits d'hystérie et il est certain que sa statistique eût été meilleure s'il avait su écarter ces cas.

Notre expérience nous a conduit à prouver que l'hystérique ne doit que dans des conditions exceptionnelles être soumise à une intervention chirurgicale. Les statistiques étrangères que nous vous citons sont fort instructives à cet égard ; les résultats mauvais que leurs auteurs ont obtenus chez des hystériques ne peuvent que nous confirmer dans cette opinion.

Les hystériques ont un mode de réaction particulier vis-à-vis des opérations : les préoccupations morales anté-opératoires, l'opération elle-même deviennent le plus souvent pour elles le point de départ d'une obsession qui les conduit à des troubles intellectuels. Beaucoup deviennent folles après une intervention, comme nous le montre Angelucci. La dénomination bien vieillie aujourd'hui de shock opératoire semble leur convenir particulièrement.

Pour notre part nous n'en avons que bien rarement opéré.

Il est un autre point important à mettre en relief dans les statistiques étrangères : c'est que dans presque tous les cas, les opérations en ont été faites dans l'unique but de guérir les malades de leur état mental, c'est-à-dire ont porté sur des organes sains.

Dans les groupes classiques établis par Angelucci, beaucoup ne visent que ces cas.

Nous voyons même, dans ceux de ces groupes où il est spécifié que les

philosophiques les plus hautes, les rapports qui existent entre les lésions périphériques et la folie.

C'est dans cette voie où je m'étais engagé moi-même quinze ans auparavant. Dès l'année 1884, j'ai observé en effet avec mes collaborateurs et mes élèves une série de faits qui tendaient à démontrer ces mêmes relations. Je les examinerai plus loin.

Tendances actuelles de la psychiatrie. Depuis quelques années les psychiatres paraissent suivre dans l'interprétation de la mélancolie et de l'hypocondrie, deux voies bien différentes[1] ; les uns reviennent à des ten-

femmes présentaient des lésions véritables, que des lésions accusées consistent dans des altérations scléro-kystiques de l'ovaire, lésions pour lesquelles nous n'avons jamais cru devoir intervenir, ou des salpingites blennorrhagiques.

Ajoutons même que dans beaucoup de ces observations, les lésions annoncées par l'auteur ne sont nullement spécifiées. Dans deux cas, l'auteur signale l'existence d'un fibrome utérin avec hémorragies profuses ; dans un de ces cas, d'ailleurs, la malade est devenue folle après l'opération. Dans la statistique de Rohé, que nous avons citée plus haut nous trouvons que plusieurs de ses malades présentaient des lésions utérines insignifiantes.

Nous considérons que l'ablation d'organes sains constitue une pratique absolument condamnable et d'ailleurs les résultats défectueux recueillis par Angelucci ne viennent-ils pas s'ajouter aux raisons morales pour condamner à jamais une semblable pratique.

L'on comprend que cet auteur ait été amené à conclure en s'appuyant sur sa statistique que l'intervention ne pouvait se justifier que par la gravité des maladies des organes sexuels sans qu'on puisse, dit-il, à tort, espérer une influence heureuse sur l'état névropathique des femmes à opérer.

C'est la conclusion à laquelle Jacobs de Bruxelles s'est rallié lui-même, il est évident que les partisans de l'intervention ont singulièrement nui à la thèse qu'ils soutiennent en pratiquant des opérations dans des conditions différentes.

1. En ce qui concerne la doctrine de la dégénérescence mentale héréditaire à laquelle beaucoup de psychiatres à notre époque restent fidèles, j'ai montré dans un autre chapitre comment on devait l'envisager dans ses rapports avec les origines extracérébrales de la folie. Je n'y reviendrai pas.

dances doctrinales depuis longtemps délaissées. Les autres s'en dégagent complètement et s'appuient sur la clinique pure.

Les premiers invoquent les troubles de la cénesthésie dans l'étude de la pathogénie de ces manifestations mentales. Or celle-ci s'appuie sur une doctrine psychologique basée sur des données physiologiques encore incertaines[1].

Nous savons qu'à l'état normal, toutes les extrémités sentantes se réfléchissent sur le cerveau et nous avertissent de l'état de nos organes et du fonctionnement vital. Celles-ci fournissent les sensations cénesthésiques parmi lesquelles celles qui nous viennent des viscères par l'intermédiaire du grand sympathique tiennent une place importante. La cénesthésie constitue l'ensemble de toutes les sensations organiques normales : voilà la conception physiologique du mot.

Or à la sensation organique le psychologue juxtapose le sentiment cénesthésique (sentiment du moi) ; ainsi se trouve constituée la personnalité physique. La sensation ou l'ensemble des sensations est devenue la conscience organique. La cénesthésie se transforme dès lors en un sentiment et c'est ainsi que celle-ci pénètre dans le domaine des o pérations psychiques.

De la cénesthésie.

---

1. La confusion signalée par quelques auteurs dans la définition du terme cénesthésie n'est qu'apparente et tient à ce que celui-ci a été employé par les physiologistes, les philosophes et les pathologistes pour exprimer parfois des idées différentes.

A l'état normal la sensation et le sentiment qu'elle fait partie du moi, se confondent, mais la distinction en est fournie au psychologue par les notions même qu'il emprunte à la clinique. Dans certains états comme la dépersonnalisation par exemple la dissociation est évidente. Le malade peut en effet conserver la connaissance des sensations internes et perdre le sentiment qu'elles lui sont personnelles. Dans ce cas le malade interprète la sensation d'une façon anormale et pathologique : il faut pour expliquer ce fait admettre qu'en dehors du trouble de la sensibilité organique il en existe un autre qui porte sur un groupe d'éléments supérieurs de la conscience qui intéressent spécialement le sentiment de l'existence de la personnalité.

Le domaine de la cénesthésie ne se bornerait pas d'ailleurs aux sensations périphériques. Elle s'étendrait successivement à tout le fonctionnement cérébral, intéressant ainsi non seulement la sensation, la perception mais tout l'ensemble de notre personnalité psychique.

Le premier phénomène de conscience auquel la cénesthésie a donné lieu est dû à la synthèse des éléments primaires de la sensibilité, probablement par les voies d'association.

Dans cette conception nouvelle, la cénesthésie comprend non plus quelques zones d'association ; elle les commande toutes ; elle préside alors à la fois à la double personnalité physique et psychique du sujet. Celle-ci ne serait nous dit Sollier dans un rapport au récent congrès de Genève « sur le sens cénesthésique » que le sentiment de l'association entre nos états actuels et passés c'est-à-dire de notre personnalité.

Ainsi donc à côté de la cénesthésie périphérique dont Cabanis, Bichat et Henle se sont servis comme fondement de la psychologie expérimentale vient se placer la cénesthésie cérébrale : voilà la conception psychologique et l'hypothèse physiologique qui lui sert de base.

Or, à l'heure actuelle, quelques aliénistes ont transporté cette conception sur le terrain pathologique : ils étudient les troubles de la cénesthésie ; ils y font rentrer l'hypocondrie et toutes ses manifestations au premier rang desquelles la douleur. Mais les partisans de cette doctrine dans la pathogénie de l'hypocondrie ne veulent plus admettre l'influence des sensations cénesthésiques d'origine périphérique. La cénesthésie cérébrale persiste seule, Janet envisageant le trouble de la personnalité qui caractérise les formes élevées de l'hypocondrie les considère comme un trouble dans le sentiment et les idées et leur impose le nom de délire cénesthésique.

Les sensations pathologiques proviennent dès lors uniquement du cerveau. Elles sont donc subjectives et projetées à la périphérie. Elles constituent des hallucinations organiques (Deny) et c'est ainsi qu'à la base de tous les délires hypocondriaques existent des troubles primaires de la sensibilité organique. Celle-ci est pervertie dans tous les cas qu'il y ait ou non des lésions organiques.

L'hallucination organique met en mouvement l'activité cérébrale, les zones d'association préparent dès lors une synthèse morbide : la cénesthésie cérébrale tout entière est intéressée, ses troubles vont expliquer tous les délires hypocondriaques, l'hypocondrie constitue une psycho-cénesthésiopathie [1].

Ainsi considérée la pathogénie du délire devient alors facile ; la cénesthésie englobe tous les éléments du délire et supprime toute analyse.

Mais quoi qu'il en soit en ce qui concerne la sensation on ne saurait admettre qu'elle soit constamment sub-jective. Les faits anciens et actuels contredisent cette affir-mation et l'on ne peut accepter *a priori,* l'opinion des aliénistes qui, tout en reconnaissant la fréquence des lésions organiques appréciables dans certaines formes de l'hypocondrie, pensent que celles-ci ne peuvent seules en-gendrer le délire et qu'elles ne servent qu'à l'orienter.

Or certains vont plus loin encore et assimilent aux troubles de la cénesthésie cérébrale les cas où des troubles de la sensibilité viscérale ne s'accompagnent pas d'un substratum organique apparent et dans lesquels on n'ob-

---

1. M. Deny admet que la théorie psychique traduite en langage physiolo-gique rend actuellement le mieux compte de la genèse des états hypocondriaques.

serve aucune manifestation dans les opérations qui président à la synthèse.

Les malades qui rentrent dans cette catégorie et que dans ces derniers temps Dupré a désignés sous le nom de cénestopathes ont conscience d'un trouble périphérique mais leur cerveau est normal[1]. « Ce sont des anormaux de la sensibilité et non pas des délirants. »

Ils n'accusent aucune modification pathologique dans la sphère intellectuelle, affective et volontaire. Le sentiment du moi est intact. Ils sont donc capables d'interpréter normalement une sensation périphérique et de la reporter à sa véritable cause dans le plus grand nombre de cas.

On invoque encore dans ces cas, des lésions primaires de la corticalité.

Or en admettant que l'aire de projection viscérale puisse parfois être primitivement intéressée, il y a comme dans le cas précédent exagération évidente à admettre que dans tous, la sensation est subjective et que le point de départ de la douleur est toujours cérébral. Il faudrait, pour être fixé sur ce point, étudier avec soin la nature des sensations anormales accusées par les malades

---

1. Dans sa communication au congrès de Genève, 1907, M. Dupré envisage une deuxième classe de cénestopathes qui présentent un véritable trouble mental (ébauche d'interprétation, petites idées délirantes parfois un véritable délire). Ce groupement me paraît soulever une grave objection au point de vue nosologique.

et faire la part des erreurs possibles de localisation : l'intégrité des viscères n'est parfois qu'apparente, ceux-ci peuvent porter en eux-mêmes les éléments de leur sensibilité ; et c'est là qu'intervient utilement le rôle du clinicien. Bien des causes générales et locales peuvent être l'origine de ces douleurs ; ce n'est pas le lieu de les passer en revue.

Mais tout ne se bornerait pas d'ailleurs à des variations dans la sphère sensible.

Les partisans de la doctrine des troubles primaires considèrent encore comme secondaires à celle de la corticalité des modifications comme celle de la motilité se caractérisant par des spasmes ou des troubles de la sécrétion (quantité, qualité, variations du chimisme stomacal). Or il convient encore sous ce rapport de distinguer les troubles temporaires et permanents. Les premiers peuvent être le résultat des lésions primitives de la corticalité, mais il est difficile *a priori*, d'admettre qu'il peut en être de même des seconds.

Si l'on envisage la doctrine en général, on doit reconnaître que son exclusivisme ruine à l'avance toute tentative thérapeutique et qu'elle réduit la psychiatrie à une psychologie morbide sans application pratique.

Si donc celle-ci répond à un certain nombre de cas, et permet de donner une explication satisfaisante des formules délirantes élevées de l'hypocondrie, je pense toutefois qu'il est prématuré de l'élever au rang d'une doctrine générale ; il me paraît en tout cas nécessaire dans l'état actuel de la science, de conserver une place à la notion de la cénesthésie périphérique.

Si, à l'état normal, les sensations d'origine viscérale dues aux changements organiques et transmises au cerveau par le grand sympathique, y arrivent atténuées parfois même ignorées, de même dans l'état pathologique, il est rationnel d'admettre que toute lésion siégeant sur un viscère doive transmettre par une voie identique aux mêmes centres cénesthésiques, des sensations pathologiques qui entraîneront des troubles secondaires de la cénesthésie.

Mais quelle que soit d'ailleurs l'origine primitive ou secondaire de ces troubles comment ceux-ci vont-ils agir sur les voies d'association ?

Des modifications pathologiques permanentes y sont-elles indispensables quand la pensée est pathologique ou délirante ou peut-on, en dehors de celles-ci, admettre la réaction anormale d'un cerveau prédisposé selon la conception de Morel, par des influences héréditaires ou préparé par la lésion périphérique elle-même ? C'est le problème que nous envisageons dans un chapitre ultérieur.

Quoi qu'il en soit, nous n'en sommes qu'à la période des hypothèses. Il appartiendra peut-être à la chirurgie d'éclairer cette question, en démontrant l'influence parfois décisive que peut exercer sur l'idée délirante la suppression d'un foyer périphérique.

Déjà les résultats obtenus par les chirurgiens américains sont fort encourageants[1], nous analyserons plus loin ceux que nous avons obtenus dans cette voie depuis plus de 25 ans.

École clinique. — Parmi les psychiatres, les plus nombreux à l'heure actuelle s'appuient exclusivement sur la clinique et se dégagent de toute doctrine.

Ainsi la médecine mentale se rapproche de plus en plus de la médecine ordinaire. Il est intéressant de remarquer que, comme aux cépoques antérieures, ette tendance devait aboutir à une étude plus précise des causes extra-cérébrales de la folie.

En 1890, deux aliénistes de valeur, Christian et Dubuisson, avaient essayé de restaurer l'ancienne notion du traumatisme crânien dans la pathogénie de certaines formes de l'aliénation mentale. Bien que basée sur l'examen exclusif de faits intéressants, leur tentative passa inaperçue.

Un grand effort en faveur des folies symptomatiques fut fait en 1892 au congrès de la Rochelle.

L'infection et les intoxications diverses considérées dans leurs rapports avec l'étiologie des psychoses y furent l'objet de travaux nombreux et importants.

La voie était ouverte. Depuis cette époque en effet l'étude

---

1. En dehors de toute doctrine ces tentatives méritent d'être poursuivies ; elles sont susceptibles de fournir des notions étiologiques utiles et d'ouvrir une voie féconde à la thérapeutique de certains délires.

des auto-intoxications d'origine viscérale fut entreprise avec ardeur par la plupart des aliénistes français ; pour faire connaître leurs travaux, il faudrait ici refaire l'histoire du chapitre le plus important de la psychiatrie française depuis près de vingt ans * et rappeler les belles acquisi-

* Nota. — M. le Pr Bouchard dans ses mémorables travaux a démontré l'importance des processus d'intoxication dans une série d'états pathologiques dont la dilatation de l'estomac constitue « le type et le symbole ». Pour cet auteur l'autoxication par résorption de produits septiques est l'origine de nombreux troubles du système nerveux attribués jusqu'ici à de simples réflexes.

A l'époque où l'illustre professeur de pathologie générale ouvrait à la médecine une voie féconde en applications thérapeutiques et appelait spécialement l'attention sur la toxogénie gastrique des névropathies, Glénard combattait de son côté avec ardeur le nervosisme idiopathique et la conception essentialiste de Beard ; il leur substituait aussi une doctrine symptomatique, toxique ou dynamique. Dans celle-ci le foie occupe le premier rang. Par une étude méthodique des maladies à pathogénie indéterminée parmi lesquelles il accorde aux névropathies une place prépondérante par l'examen de leurs relations entre elles, par les rapports qu'elle présente avec les maladies du foie, Glénard est arrivé à les classer toutes dans une même famille « la famille de l'hépatisme ». Plus il a pénétré l'étude des neurasthénies plus il a vu, dit-il, s'accroître le nombre de celles qui précèdent des altérations du foie non pas des graves maladies chroniques de l'organe mais plutôt des affections curables particulièrement celles qu'il a désignées sous le nom de précirrhose, de prélithiase biliaire ou urique. Le plus souvent il ne s'agit que d'une simple viciation fonctionnelle du foie par l'intermédiaire de l'intoxication cholémique ou uricémique des humeurs et des troubles physiologiques ou chimiques que l'organe peut apporter dans les fonctions gastriques, intestinales, rénales et peut-être spléniques. Les partisans des lésions primaires de la corticalité pourront y voir une confirmation de leur doctrine mais la thérapeutique est là qui vient démontrer nettement la préexistence du trouble hépatique.

tions de la médecine contemporaine à laquelle les aliénistes ont largement emprunté.

Il est aujourd'hui démontré que les principaux viscères comme le foie et le rein, que toutes les glandes à sécrétion interne sont susceptibles par leurs altérations de provoquer l'apparition de troubles mentaux. Et cependant tous les auteurs qui placent eux-mêmes l'origine de ces troubles dans les viscères, les rangent en raison de leur physionomie spéciale dans une classe à part et bien distincte des psychoses d'origine périphérique [1] !

Quoi qu'il en soit, ce n'est pas seulement dans les formes

L'œuvre de Glénard est surtout intéressante par son but pratique. Cherchant dans l'étude du foie les éléments d'une thérapeutique rationnelle il a été amené à formuler les règles d'une discipline clinique dont nous montrerons l'utilité en médecine mentale. Il admet en outre que les psychoses symptomatiques peuvent avoir une pathogénie digestive. M. Glénard qui a bien voulu suivre les études que nous poursuivons au Pavillon de chirurgie a fait d'ailleurs ressortir dans un article du *Progrès médical* (6 et 8 février 1902) « l'analogie remarquable entre l'évolution de la doctrine des psychopathies et celle de la doctrine des névropathies à laquelle il s'est appliqué depuis 20 ans ».

Dans une étude récente publiée dans le *Bulletin général de la thérapeutique* (10 et 30 juin 1910) le Pr A. Robin en s'appuyant sur deux cas de sa pratique dont l'un observé avec le Pr Raymond admet de son côté que certains états psychiques sont réveillés, entretenus ou aggravés par les troubles de la digestion au nombre desquels il accorde une place à l'intoxication. Il conclut de cette étude que dans le traitement d'une psychose, il faut rechercher avec soin au préalable les troubles de la digestion gastro-intestinale et du fonctionnement hépatique.

1. Nous discutons cette opinion dans une autre partie de ce livre.

généralisées qui dépendent de l'infection ni de l'auto-intoxication qu'on a pu reconnaître une origine viscérale.

Il en est d'autres qui ont attiré récemment l'attention des psychiatres. Telle la mélancolie, l'hypocondrie minor que beaucoup rapprochent de la précédente, dans lesquelles le trouble mental est limité à la sphère des sentiments mais peut aboutir cependant à des formules délirantes assez précises (préoccupations hypocondriaques, idées de persécution, interprétation délirante).

Or dans les travaux qui ont été publiés en ces derniers temps sur ces manifestations mentales on constate une tendance évidente à chercher également leur origine en dehors du cerveau.

La coexistence fréquente des lésions somatiques et spécialement des troubles digestifs avec la mélancolie signalée d'ailleurs depuis longtemps par les psychiatres, devait naturellement suggérer l'idée d'un rapport de causalité.

Nous avons indiqué ailleurs les tendances de l'école somatique ancienne ainsi que l'opinion formulée par les cliniciens du commencement du siècle dernier sur le rôle des affections organiques dans l'étiologie de la mélancolie. Nous venons de voir d'autre part ce que pensent les partisans de la cénesthésie.

Or ces rapports sont surtout étudiés aujourd'hui comme ils l'ont été en médecine générale avec le concours de la thérapeutique qui seule peut nous fournir des documents précis.

Dans beaucoup d'états mélancoliques, en effet, on a pu constater le parallélisme entre l'état cérébral et la lésion locale ainsi que la même influence favorable du traitement : sans vouloir citer ici tous les auteurs qui se sont occupés de la question nous rappellerons que Kraft Ebing a montré comme le Pr Bouchard l'avait fait en ce qui concerne les troubles nerveux, que le traitement rationnel de la dilatation de l'estomac et de certaines de ses affections chroniques est susceptible d'amener la disparition des états mélancoliques concomitants.

Macphersen à l'asile d'aliénés de Sterling soumet tous ses malades avec le plus grand succès à un traitement qui consiste dans le lavage de l'estomac, l'usage de laxatifs, des antiseptiques intestinaux, et un régime sévère.

Aujourd'hui grâce aux données fournies par l'observation, la question est entrée dans une phase nouvelle et qui paraît décisive. La mélancolie n'est plus considérée que comme un syndrome apparaissant au cours d'affections organiques plus ou moins déterminées.

Dans un récent mémoire écrit sous l'inspiration du Pr Joffroy, Masselon déclare « qu'il n'est peut-être pas de psychose où les troubles organiques soient plus accentués que dans celle-ci [1] ».

---

1. L'auteur fait en vérité allusion surtout aux cas où la mélancolie accompagne ou précède des psychoses organiques comme la paralysie générale, on retrouve néanmoins cette fréquence dans la classe qu'il désigne sous le nom de

Ces auteurs ne voient plus dans la mélancolie « que l'expression psychique d'un trouble somatique profond ».

La mélancolie naguère encore une entité morbide tend donc sous l'effort de la clinique à se démembrer en états mélancoliques.

La subordination de ceux-ci à des troubles somatiques devient désormais plus facile à établir.

Beaucoup d'affections ont été signalées d'ailleurs comme pouvant produire des états mélancoliques mais aucune place n'a été faite jusqu'ici aux affections chirurgicales dans l'étiologie du syndrome mélancolique. Cette lacune est regrettable au point de vue pratique puisqu'elle prive certains malades des ressources de la thérapeutique : elle l'est également au point de vue doctrinal, puisque la suppression du trouble mental par la chirurgie est seule susceptible d'établir sur des bases solides la légitimité de ses rapports avec une lésion périphérique.

C'est à combler cette lacune que j'ai appliqué mes efforts depuis bien des années [1].

Les tendances actuelles semblent avoir entraîné les esprits plus loin encore : chez certains on constate un revi-

mélancolie morale (mélancolie non accompagnée de lésions du système nerveux central).

1. Un de mes élèves Latapie vient de publier récemment sous mon inspiration un travail sur cette question. LATAPIE, Des états infectieux latents dans le syndrome mélancolique. *Thèse de doctorat* en médecine. Paris, 1909.

PICQUÉ. 7

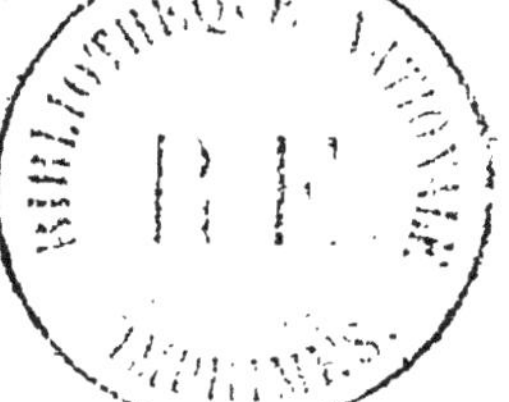

rement favorable à la conception des délires et des folies sympathiques.

Le Pr Joffroy dans un article très documenté sur les troubles psychiques post-opératoires (*Presse médicale,* 19 mars 1898) proclame les résultats heureux obtenus dans certains cas d'aliénation mentale placés sous la dépendance de lésions organiques, par une intervention chirurgicale. « On a pu, dit-il, assister non seulement à un amendement passager des troubles intellectuels mais même à leur disparition complète. Lorsque comme dans le cas de Febvré et Picqué, l'amélioration consiste dans la disparition des idées délirantes qui se rattachaient à la présence d'un fibrome, on comprend facilement que le fibrome enlevé, les interprétations délirantes disparaissent, mais il ne semble pas aussi facile d'expliquer la guérison complète d'un accès de manie ou de mélancolie après une grande opération telle que par exemple une laparotomie. L'étude de ces cas est très intéressante, etc. »

La doctrine de la folie sympathique vient d'ailleurs de reparaître presque simultanément en France et en Allemagne sous le nom d'hypocondrie symptomatique. Vollemberg professeur de psychiatrie à Strasbourg et Roy de Paris ont publié sur celle-ci des rapports importants le premier au congrès de naturalistes allemands, le deuxième au congrès de Rennes.

Les termes sont différents, les formes cliniques sont susceptibles de varier mais le principe reste le même : on retrouve dans les deux cas la même subordination du trouble cérébral à la lésion périphérique. Le rapprochement de l'hypocondrie symptomatique et de la folie sympathique paraît donc légitime.

Malheureusement, chez certains de ceux qui défendent à l'heure actuelle l'hypocondrie symptomatique on retrouve les mêmes tendances doctrinales parfois plus accusées que chez les défenseurs de la folie sympathique. Le rapport de Roy au congrès de Rennes apparaît plutôt comme l'œuvre d'un doctrinaire que d'un savant impartial. L'auteur y a dépassé le but et compromis ainsi la doctrine qu'il prétendait défendre.

Il est intéressant de s'arrêter quelques instants aux idées qu'il a émises. Rompant délibérément avec les traditions et les enseignements de la clinique, Roy a voulu démontrer dans tous les cas l'origine somatique de l'idée hypocondriaque. Celle-ci est pour lui « l'interprétation par un cerveau prédisposé de troubles somatiques réels ». Tous les états hypocondriaques sont symptomatiques de quelque affection déterminée.

Or c'est une erreur clinique de vouloir embrasser dans une seule et même classe, toutes les formes de l'hypocondrie. Il n'est pas possible en effet d'envisager en même temps l'hypocondrie minor et les formes élevées de l'hypocondrie.

Que ces dernières relèvent de troubles primitifs de la cénesthésie ou qu'on les considère comme des états démentiels, elles n'en constituent pas moins une classe à part dans le cadre nosologique.

Roy dit bien qu'elles sont dans ce cas symptomatiques d'une lésion cérébrale mais n'est-ce pas encore une erreur de nosologie et de classification que d'enlever au terme symptomatique son sens particulier et bien précis et de considérer comme tels tous les cas d'hypocondrie que l'origine siège réellement à la périphérie, dans le plexus solaire ou dans le cerveau.

Or on doit sous peine de la confusion la plus regrettable ranger dans le cadre de l'hypocondrie symptomatique les seules formes qui dépendent d'une lésion extra-cérébrale tangible et nettement constatable.

Les exagérations et les erreurs auxquelles Roy a été conduit n'ont laissé que trop de prise aux partisans exclusifs de la cénesthésie ; elles ont en tout cas enlevé à sa thèse toute portée scientifique et toute sanction pratique.

Il faut donc reprendre à nouveau l'examen de la doctrine et la soumettre au contrôle rigoureux de l'observation clinique.

De la chirurgie des aliénés en France. Aperçu historique.

Nous avons indiqué plus haut les tendances qui dans ces dernières années avaient guidé les médecins américains dans le traitement chirurgical de l'aliénation mentale et permis à une puissante école somatique de se constituer.

Dans notre pays l'assistance chirurgicale des aliénés a

eu une origine toute spéciale et il est intéressant de parcourir les diverses phases de son histoire. Au début elle s'est heurtée à des obstacles en apparence insurmontables. Intervenir chez un malade qu'on considérait comme toujours incurable, dont la vie sociale semblait terminée et qui n'était plus aux yeux de la plupart, qu'un fardeau pour la famille et pour la société parut tout d'abord une œuvre stérile et pour certains blâmable. Il semblait en outre légalement impossible d'imposer à un malade qui n'est pas « compos sui » une intervention chirurgicale qui dans les conditions normales nécessite un acquiescement soit écrit soit verbal. On allait jusqu'à penser que le désir même que celui-ci pouvait exprimer de subir une opération devait être tenu pour suspect. C'était donc d'abord l'obstacle sentimental puis l'obstacle légal qu'on opposait à la chirurgie. Le principe de cette assistance spéciale étant contesté par la plupart, aucun progrès matériel n'était dès lors possible et ce fut aussi l'absence de toute installation chirurgicale dans les établissements d'aliénés qui rendit celle-ci longtemps inapplicable.

Mais voici qu'en 1865 on va tenter un nouvel effort contre cette chirurgie en lui opposant des arguments d'ordre scientifique. A cette époque un courant d'opinion s'était établi contre l'extension croissante de la chirurgie et c'est un cas de Courty de Montpellier relatif à un accès de manie aiguë survenu à la suite d'une opération pratiquée sur l'abdomen dont on se sert pour lui déclarer la guerre en la rendant responsable de troubles mentaux.

Cette observation venait bien à son heure. Elle provoqua à l'étranger surtout, la production d'une quantité considérable de travaux de tout genre et souleva au sein des sociétés savantes d'importantes discussions.

Partout en Angleterre, en Allemagne, en Amérique on s'appliqua à constituer des dossiers de faits analogues. Mais ces observations manquaient souvent de rigueur scientifique. Les mémoires publiés il y a une vingtaine d'années sur cette question sont surtout écrits par des ennemis de la chirurgie, dans un esprit de justice et de sincérité contestable. Cette campagne qui dura plus d'un quart de siècle ne put toutefois réussir à arrêter l'essor de la chirurgie générale : elle eut par contre la plus fâcheuse répercussion sur la chirurgie des aliénés et la paralysa pendant de longues années. Comment opérer un aliéné lorsque chez un homme sain ou réputé tel l'acte chirurgical peut engendrer un délire.

Voilà où en était la question. Mais d'où venaient donc « ces psychoses post-opératoires ». Quelle en était l'origine? L'examen minutieux des faits publics, l'étude de cas personnels m'amenèrent à reconnaître qu'il ne fallait voir dans le délire consécutif aux opérations qu'un réveil de prédispositions antérieures. C'était donc le malade et non plus l'opération qui en était responsable; la cause étant connue la prophylaxie était du coup découverte ; il fallait, chez une certaine catégorie de sujets, se borner à la « chirurgie d'urgence » c'est-à-dire au traitement des affections menaçant la vie à brève échéance et s'abstenir des opérations de la « chirurgie facultative ».

Cette conception allait notablement diminuer le nombre des psychoses post-opératoires. Désormais la chirurgie ne devait plus être déclarée responsable d'erreurs qui tenaient à l'examen insuffisant de l'état cérébral antérieur des sujets. Mais il fallait en outre démontrer qu'elle pouvait, dans des conditions que je m'appliquai dès ce moment à déterminer, améliorer les états délirants et parfois les guérir.

Ces conclusions furent longuement discutées et partout acceptées d'abord à la Société de Chirurgie devant laquelle j'avais porté le débat, puis dans toutes les sociétés savantes où la question fut posée. Il en résulta un mouvement de réaction favorable contre les détracteurs de la chirurgie.

La chirurgie des aliénés se trouvait par contre-coup allégée d'un sérieux obstacle : elle devait malheureusement, dans son domaine propre, en rencontrer un autre plus redoutable. Les tendances de la chirurgie anglaise et surtout américaine que nous avons signalées plus haut et dont l'écho arriva jusqu'en France faillirent, par ses excès même, compromettre pour longtemps l'assistance chirurgicale des aliénés et la ramener à la période d'opposition systématique dont on eut tant de peine à la faire sortir.

La chirurgie devait dès lors pour se défendre de la défiance légitime qu'elle faisait naître dans les esprits, abandonner le terrain antiscientifique et dangereux du traitement systématique de la folie.

Nul n'a le droit d'exposer la vie de malades souvent inconscients s'il n'a l'absolue certitude de pouvoir leur être utile. Et les résultats n'étaient que trop nombreux qui venaient démontrer l'impuissance de cette thérapeutique de doctrine.

Ainsi donc la chirurgie des aliénés retardée par la doctrine des psychoses post-opératoires qu'on avait fondée sur une conception erronée des causes qui leur donnaient naissance, compromise par les abus de ceux qui opposaient systématiquement le bistouri à toutes les formes de la folie, ne pouvait désormais être acceptée des aliénistes qu'à la condition de ne prétendre qu'à un rôle purement humanitaire, c'est-à-dire d'être replacée sur le terrain de la chirurgie ordinaire.

C'est cette conception simple que je me suis appliqué à faire prévaloir en France depuis plusieurs années.

Assimiler l'aliéné à un malade ordinaire, l'opérer comme on le ferait s'il était libre en s'appuyant sur les indications ordinaires de la chirurgie et sans se préoccuper autrement de son état mental que pour lui éviter certaines opérations qui pourraient aggraver son état.

Il faut reconnaître que les progrès de la médecine mentale ont facilité dans ce siècle le rôle humanitaire de cette chirurgie. Sous l'influence de psychiatres illustres, qui continuaient au XIX⁰ siècle l'œuvre de Ph. Pinel, la thérapeutique en psychiatrie a pris une extension de plus en plus grande.

De grands progrès ont été ainsi réalisés. Peu à peu les asiles d'aliénés sont devenus des hôpitaux de traitement : les malades y sont reçus non plus seulement pour y être internés quand ils sont une cause de trouble et de danger pour la société mais pour y être soumis à un traitement méthodique destiné à les guérir.

La population des établissements d'aliénés se ressentit bien vite de ce changement de méthode : elle augmenta notablement et se modifia en même temps.

Aux aliénés incurables est venue s'ajouter une nombreuse catégorie d'aliénés curables chez lesquels on s'applique aussi, après la guérison, à prévenir les rechutes par une prophylaxie judicieuse.

Les statistiques sont là pour prouver les résultats obtenus.

C'est à ces malades qui une fois guéris mentalement doivent reprendre leur place dans la société qu'il convenait d'accorder le bénéfice de la chirurgie envisagée dans son rôle humanitaire. Or, des affections chirurgicales intercurrentes pouvaient survenir, et parmi celles-ci les unes pouvaient compromettre l'existence à brève échéance, d'autres devenir incurables, si elles n'étaient pas traitées à temps ou priver les malades de l'usage d'un membre d'où l'impossibilité de subvenir à leurs besoins et à ceux de leur famille une fois rentrés dans la vie commune.

Les arguments d'ordre sentimental signalés plus haut ne sont plus invoqués aujourd'hui ; les aliénés ont au même titre que les malades ordinaires droit au traitement des affections dont ils peuvent être atteints d'une façon intercurrente. C'est l'opinion que soutint également Rohé au Congrès de Montréal en 1897.

L'assistance chirurgicale devenait ainsi la conséquence logique du mouvement d'opinion qui s'était fait jour depuis un demi-siècle sur le traitement des aliénés et la psychiatrie française pouvait à bon droit y revendiquer une part glorieuse.

Les travaux des aliénistes avaient eu dans notre pays un retentissement légitime. Les assemblées politiques acceptaient le principe du traitement des aliénés et proposaient pour l'avenir non plus des lois de sécurité mais des lois d'assistance. De leur côté les assemblées départementales, l'administration si éclairée de nos jours, si empreinte d'altruisme hâtaient la réalisation matérielle des réformes réclamées de toutes parts en faveur des aliénés. C'est ainsi que l'évolution légale et administrative suivit de près l'évolution scientifique.

L'assistance chirurgicale des aliénés fut officiellement

consacrée en France, en 1901, par l'ouverture du Pavillon de chirurgie à l'asile clinique Sainte-Anne.

Le but poursuivi par Pinel était définitivement atteint ; une grande iniquité avait pris fin.

Chez les aliénés d'ailleurs les indications de la chirurgie sont encore plus pressantes que chez les malades ordinaires. Esquirol avait depuis longtemps remarqué que ceux-ci réagissaient sur toutes les lésions physiques d'une façon anormale et spéciale à leur état mental, et il avait insisté sur la nécessité de diminuer chez les aliénés les souffrances physiques et morales.

Nous-mêmes en 1897 dans un rapport à M. le Préfet de la Seine, nous soutenions une opinion analogue : « les affections utérines ne peuvent être ignorées, ni laissées sans soin. Aux souffrances morales atroces observées dans certaines formes dépressives de la folie ne doivent pas s'ajouter des souffrances physiques que l'on peut éviter ou atténuer. »

Mais il y avait une limite à l'application de ce précepte : Esquirol ne l'avait pas entrevu.

La pratique devait en effet bientôt m'apprendre que la suppression d'un foyer pathologique était parfois susceptible d'aggraver l'état mental de certains aliénés.

Il convenait dès lors d'envisager des contre-indications opératoires d'ordre mental et par conséquent de pénétrer dans le domaine de la psychiatrie pour y fixer les formes mentales dans lesquelles il fallait s'abstenir.

Le hasard me conduisit en outre à constater qu'un certain nombre de malades opérés sur les indications ordinaires de la chirurgie guérissaient en même temps de l'affection physique et mentale.

La première observation remonte à l'année 1884. Elle resta longtemps isolée, faute d'installation matérielle, et j'attendis 15 ans pour la publier. Depuis lors les résultats heureux se sont multipliés et sont devenus plus décisifs. Nombre de malades considérés comme peu curables au point de vue mental, présentèrent après l'opération une amélioration notable et très prolongée des troubles mentaux, d'autres guérirent définitivement.

Je commençai alors à envisager le problème des rapports des troubles mentaux et des lésions périphériques, et c'est ainsi que j'orientai la chirurgie des aliénés du côté des doctrines.

A la chirurgie humanitaire, telle que nous l'avions conçue au début, devait ainsi succéder la chirurgie de l'aliénation mentale, non pas systématique et doctrinaire, comme dans certains pays, mais raisonnée, prudente, basée exclusivement sur l'expérience clinique et en harmonie avec les acquisitions contemporaines de la psychiatrie.

CHAPITRE III

ORIGINES EXTRA-CÉRÉBRALES DU DÉLIRE

Sommaire : Des formes mentales susceptibles de reconnaître une origine périphérique. Délires partiels (mélancoliques ou hypocondriaques). Certains délires généralisés doivent y rentrer.

Étude des causes. Pour certains psychiatres, tout délire à base infectieuse, quelle que soit sa forme, doit rentrer dans les délires infectieux.

Distinction clinique entre le délire infectieux aigu et le délire à base infectieuse chronique. Dans le premier, le délire n'occupe qu'une place secondaire. Dans le deuxième il est persistant et constitue toute la maladie, son contenu peut être le même que dans le délire aigu, mais en général il revêt une forme différente. Il semble donc arbitraire de distraire du groupe des délires périphériques la notion d'infection chronique.

Il est indispensable de préciser les formes mentales. Délire onirique : en ce qui concerne l'hypocondrie on ne doit retenir que l'hypocondrie simple indépendante de toute altération structurale des centres ou de troubles dynamiques relevant de la cénesthésie cérébrale.

Du délire zoopathique. Erreurs dans les groupements nosologiques. Caractères d'une bonne classification.

De la notion d'incurabilité des délires considérée à tort comme une preuve de l'origine cérébrale.

Critique des statistiques et des observations publiées. — Permanence et incurabilité ne sont pas des termes équivalents, mais la notion d'évolution et d'incurabilité sont inséparables.

Les psychiatres voient surtout ces malades à une époque tardive d'incurabilité apparente ou réelle.

La recherche de la lésion présente de grandes difficultés ; les perfectionnements incessants de la clinique tendent à diminuer le nombre des psychoses essentielles, en décelant des lésions méconnues jusqu'à ce jour.

Douleur physiologique : sa nature est à l'heure actuelle l'objet de nombreuses divergences. Réputation des arguments expérimentaux, pathologiques et tératologiques qui tendent à faire de la douleur une simple sensation et à rejeter l'élément subjectif qui est à sa base.

Douleur pathologique. Définition et variétés.

L'opposition de l'Ecole de Berne à l'examen somatique. Nécessité d'un examen méthodique.

Inspection systématique des aliénés en Amérique, au Canada et en Russie.

Desiderata en France au point de vue légal et administratif. Établissement d'un poste d'observation gynécologique à l'asile de Ville-Evrard. Dr Febvré. Résultats obtenus.

J'ai montré dans un précédent chapitre comment des tendances diverses philososophiques ou scientifiques avaient fait, au cours du xix⁰ siècle, accepter puis rejeter la doctrine des origines périphériques du délire. Celle-ci a rencontré en outre, des obstacles qui sont plus spécialement d'ordre médical. Il est important d'y insister.

Il convient tout d'abord de remarquer que parmi les psychopathies il n'en est qu'un petit nombre qui soient susceptibles de naître sous l'action de causes périphériques.

Une longue observation m'a démontré que certains délires partiels (mélancolique ou hypocondriaque), les manifestations morbides de l'affectivité et de l'humeur qui caractérisent le terrain hypocondriaque et s'accompagnent de troubles divers extra-cérébraux, pouvaient dépendre d'une lésion périphérique et disparaître avec elle.

Les délires généralisés qui tiennent à l'infection (confusion mentale et délire onirique, certains accès maniaques) rentrent parfois dans cette catégorie ; on les voit d'ailleurs alterner souvent avec les précédents.

Or, c'est alors qu'apparaît le conflit avec les psychiatres qui n'admettent pas qu'un foyer d'infection puisse être à la base d'un délire d'origine périphérique[1].

La question est capitale et vaut la peine d'être discutée.

---

1. M. Vigouroux a émis en 1909, à la Société médico-psychologique, l'opinion que l'état mental des amputés et le délire que parfois ils présentent constitue une base préférable à la discussion de l'origine périphérique des délires.

Nous avons vu ailleurs le rôle important qu'avait joué pendant de longs siècles en médecine mentale la doctrine humorale qui ne relevait alors que d'une chimie fantaisiste. Or celle-ci a reparu en psychiatrie à la fin du siècle dernier appuyée sur les données précises de l'hématologie et de la bactériologie.

Les travaux du congrès de la Rochelle sur les délires d'infection ont mis en lumière l'influence des altérations variables du sang sur le cerveau. Depuis, les sources de l'infection ont été activement recherchées et l'étude des auto-intoxications a pris à notre époque une importance de plus en plus grande en médecine mentale.

A l'heure actuelle l'origine infectieuse de certains délires n'est plus sérieusement contestée : le délire aigu naguère classé parmi les entités morbides est considéré maintenant comme le résultat d'infections diverses.

Aux formes aiguës, est réservée spécialement la dénomination de délire infectieux. Dans toutes on retrouve en même temps qu'un délire à contenu spécial, le syndrome d'une septicémie générale (infection généralisée). C'est au cours d'une septicémie dont les symptômes occupent le premier rang que le malade se met à délirer, mais le délire n'y occupe qu'une place secondaire. Il est inconstant et toujours transitoire et fugace. Il disparaît avec la maladie principale sauf dans les cas que nous examinons plus loin.

Cette forme pourrait logiquement rentrer dans le cadre des délires d'origine périphérique puisque la cause du délire est extra-cérébrale : mais celle-ci n'est pas toujours localisée, l'infection du sang peut être primitive : quand il existe un foyer local, celui-ci entraîne parfois une infection généralisée dont les symptômes peuvent devenir prédominants.

La classe des délires infectieux liés à une infection aiguë localisée ou généralisée se trouve donc suffisamment justifiée au point de vue clinique.

Mais dans les formes d'infection chronique, il en va tout autrement et cependant beaucoup d'auteurs les font encore rentrer dans le cadre précédent et refusent au délire qui les accompagne toute assimilation avec le délire d'origine périphérique.

Nous nous heurtons ainsi à une question de pathologie et de nosologie que nous devons envisager pour dégager la doctrine.

Dans les deux cas, le délire a bien une origine infectieuse ; il faut cependant les différencier. En voici les raisons.

Dans les formes aiguës comme il a été dit, l'infection générale masque l'infection localisée et celle-ci peut manquer.

Dans les formes chroniques, sauf dans des cas exceptionnels il existe toujours un foyer infectieux. Ce dernier est ordinairement viscéral, latent et profondément situé.

La situation est toute différente de la précédente. Des phénomènes d'infection générale ont pu accompagner son évolution au début, ils ont depuis complètement disparu, parfois ils n'ont jamais existé. Le délire n'est plus simplement fugace ; il est persistant et constitue toute la maladie ou bien prédomine dans le syndrome quand d'autres symptômes viennent s'ajouter à lui.

Celui-ci enfin peut avoir le même contenu que le délire d'infection aiguë mais en général il revêt une forme différente.

Voilà donc les manifestations de l'infection selon qu'on la considère à l'état aigu ou chronique. Mais si maintenant on considère d'une façon générale la nature des lésions qui peuvent intéresser les organes ou les tissus, on remarque que l'infection, dans ses deux formes, y joue une place prépondérante. Cette dernière est tantôt isolée tantôt associée à d'autres processus comme la tuberculose ou le cancer. On peut encore observer en même temps qu'elle, des déplacements d'organes.

Quoi qu'il en soit, n'est-il pas arbitraire de supprimer la notion d'infection chronique dans l'étiologie des délires périphériques : nous pouvons d'ailleurs invoquer comme il a été fait pour les formes aiguës, les exigences de la nosologie pour justifier ce classement.

J'ai présenté récemment avec le Dr Leroy à la société clinique de médecine mentale une malade qui resta longtemps internée pour un état de confusion mentale avec délire onirique (délire d'infection). Malgré le caractère du délire, l'origine n'en était pas soupçonnée. La suppression d'un organe infecté (tuberculose du cæcum) qui avait été le point de départ du délire entraîna au troisième jour la disparition de celui-ci et la malade put quitter l'asile complètement guérie (voir documents justificatifs).

En ce qui concerne les réactions qu'exercent sur le cerveau les lésions infectieuses chroniques, parfois comme je l'ai dit plus haut on peut observer la forme type du délire infectieux[1]. Il en était ainsi chez notre malade; le plus souvent cette forme s'associe avec la mélancolie et l'hypocondrie en des formules délirantes plus ou moins précises.

Il est intéressant d'autre part de remarquer que ces formules variées du délire hypocondriaque se rencontrent aussi bien dans les lésions périphériques à base infectieuse que dans toutes celles où l'infection ne joue aucun rôle, ce qui constitue un nouvel argument pour rattacher toutes

---

1. Dupré, dans son rapport intéressant à la réunion annuelle des psychiatres et des neurologistes (1910), admet « que le choc émotif peut à lui seul déterminer des psychoses confusionnelles avec troubles somatiques et profonds et agir ainsi à cause des insuffisances viscérales dues à des inhibitions fonctionnelles d'origine cérébrale » (ictère, polyurie, anurie).

Mais où est la limite dans les troubles viscéraux entre « ces dérivations viscérales » et les lésions primitives ? La conception de Dupré sur la genèse de certaines psychoses confusionnelles présente l'inconvénient de diminuer le rôle bien établi aujourd'hui des lésions viscérales primitives dans leur production.

les lésions périphériques, quelle que soit leur nature à l'étiologie des délires périphériques[1].

Mais s'il est rationnel de placer certaines formes du délire onirique à côté du délire mélancolique ou hypocondriaque d'origine périphérique, il est important de bien fixer les formes observées.

Le délire onirique qui naît de l'infection ne saurait prêter à aucune confusion ; mais il n'en est pas de même pour l'hypocondrie. Celle-ci ainsi que l'idée hypocondriaque qu'on y juxtapose ont des limites très imprécises. On y fait rentrer des formes disparates parce que la place qu'elle occupe en clinique est encore mal fixée. Dans certains cas l'hypocondrie peut n'être que le symptôme d'une psychose organique. Elle apparaît ainsi au cours d'une affection nettement définie comme la paralysie générale à laquelle on la trouve si souvent associée.

L'hypocondrie peut encore être essentielle et dépendre d'un trouble primitif du cerveau que beaucoup rattachent à la cénesthésie. La plupart des psychiatres n'en reconnaissent pas d'ailleurs d'autre variété.

Comme l'a dit Arnaud dans son article du traité de Ballet, la prédominance appartient alors pour déterminer la mala-

---

1. M. Vigouroux, dans la discussion à la Société médico-psychologique en 1909, a lui-même reconnu qu'en dehors de la confusion mentale et du délire onirique, qui constitue le syndrome habituel du délire d'infection, l'infection dans ses diverses formes pouvait entraîner des troubles cénesthésiques et de l'état émotionnel du sujet.

die soit à d'autres idées délirantes, soit à l'état mental. Dans les deux cas hypocondrie et lésion périphérique restent indépendantes.

Voilà donc une première difficulté à résoudre.

Dans certaines formes de délire hypocondriaque, on peut voir un symptôme prendre encore le premier rang telle l'idée de possession zoopathique et servir de base à un groupement nosologique défectueux.

En effet, pour rester conforme aux règles d'une bonne classification il faut que le caractère qu'on choisit comme principe soit constant et non transitoire et artificiel. Il convient donc dans le groupement des symptômes comme dans celui des syndromes de ne réunir que des formes absolument comparables.

L'observation clinique démontre que le délire de possession peut comme l'hypocondrie dont il dérive entrer dans la constitution d'une série de délires : dès lors en réunissant, comme on l'a souvent fait, tous les délires dans lesquels on observe la zoopathie, sans tenir compte de la place plus ou moins importante qu'elle occupe dans le syndrome, les cliniciens constituent un groupement artificiel de formes cliniques souvent disparates et qui peuvent rester séparées par des caractères fondamentaux moins apparents mais réels.

Il faut donc pour qu'elle ait en clinique une valeur incontestée que la zoopathie représente un caractère constant, qu'elle ne soit comme l'hypocondrie associée à aucun délire et qu'elle constitue bien toute la maladie. Il faut d'ailleurs que le symptôme soit toujours absolument semblable c'est-à-dire que le délire soit unique, qu'il porte sur un seul animal et qu'il occupe toujours le même siège, l'estomac, l'utérus ou le cerveau. Ces règles ont été souvent méconnues.

Quoi qu'il en soit, si l'on n'envisage que l'hypocondrie associée ou non à l'idée de possession, il faut pour éviter toute erreur l'isoler des formes qui sont liées à des altérations structurales des centres ou à des troubles dynamiques dépendant de la cénesthésie et ne retenir que l'hypocondrie simple ; celle-ci peut dans certains cas dépendre de lésions périphériques.

Il est certain que même dans ces conditions le trouble mental a besoin pour se développer d'un terrain spécial et nous verrons dans un autre chapitre dans quelles conditions et à l'aide de quels éléments celui-ci peut se constituer.

En dehors des erreurs de classification et de nosologie que nous venons de signaler, la notion d'incurabilité de l'hypocondrie qui s'est introduite en clinique a été souvent invoquée contre l'origine périphérique du délire. Celle-ci n'est que trop évidente dans l'hypocondrie essentielle. Elle ne l'est pas moins pour tous les cas d'hypocondrie symptomatique, qu'on a jusqu'ici assimilés à tort à la forme précédente et qui n'ont été l'objet d'aucun traitement. Or permanence et incurabilité ne sauraient être des termes équivalents. La chirurgie seule permet de fixer la limite de l'incurabilité.

Le délire de possession mérite à ce point de vue d'être étudié à part ; l'incurabilité y est fréquemment observée : de tout temps les cliniciens ont insisté sur l'évolution inexorable de ces délires. Pour eux, les malades qui en sont atteints sont toujours incurables. Dans l'esprit de tous il n'existe aucun cas scientifiquement constaté de guérison d'un délire de zoopathie.

Certes quand ce trouble mental entre à titre secondaire dans le syndrome d'une psychose organique, il devient incurable au même titre que l'affection dont il dérive.

Mais l'incurabilité existe-t-elle dans tous les cas ou n'est-elle qu'apparente ? Quelles sont les preuves de cette incurabilité ?

Quand on vient à examiner de près les observations publiées, on en trouve d'abord qui sont inutilisables tant elles sont incomplètes; elles peuvent appartenir au cadre des psychoses organiques.

Il en est d'autres où des lésions périphériques très nettes siégeant dans l'estomac ont été signalées ; celles-ci ont été souvent des découvertes d'autopsie. Aucun traitement n'a été institué pendant la vie et il est impossible de prévoir le résultat qu'on aurait pu en obtenir.

A côté des cas où l'examen somatique n'a pas été

pratiqué ; il en est, par contre, où l'existence d'une lésion a été constatée pendant la vie ; mais il n'a été accordé à celle-ci aucune importance pathogénique. Dans un de ces cas, un chirurgien consulté a refusé de pratiquer une intervention et s'est borné à conseiller l'internement[1] ! !

L'examen des faits publiés nous montre en résumé des malades incomplètement observés et qui n'ont jamais été soumis à un traitement rationnel[2].

C'est cependant sur de semblables documents qu'on s'est appuyé pour affirmer l'incurabilité de ces délires.

Il faut encore tenir compte de la notion d'évolution pour juger d'ailleurs la question de l'incurabilité. Chez l'hypocondriaque la formule délirante est susceptible d'évoluer et de se transformer. Seglas et Ballet ont bien insisté sur cette progression qui va de l'hypocondrie simple (hypocondrie minor) au délire caractérisé (hypocondrie major). Dans le premier cas, la conviction peut n'être que fausse sans caractère d'absurdité. Dans le deuxième l'idée comme l'a dit Seglas est devenue une véritable conviction résistant aux preuves les plus péremptoires[3].

1. *Examen d'une statistique* de 29 cas. Chirurgie des aliénés. Picqué, vol. 7, p. 32.

2. Des opérations simulées ont été pratiquées : j'ai montré dans un travail présenté à la Société de chirurgie que celles-ci étaient inutiles, irrationnelles et dangereuses et je me suis appliqué à justifier ces trois propositions : il faut d'ailleurs distinguer ces opérations simulées des opérations rationnelles qui visent à la suppression d'un néoplasme ou d'un foyer infectieux.

3. Cette forme semble liée toutefois aux troubles primitifs de la cénesthésie.

N'est-il pas rationnel d'admettre qu'en s'élevant dans la progression précédente des formules délirantes simples à celles plus complexes, celles-ci doivent se rapprocher davantage de l'incurabilité.

Quant aux formes les plus élevées, bien décrites par Cottard, elles sont trop spéciales pour pouvoir être rapprochées des précédentes. Certains d'ailleurs les font rentrer dans les états démentiels alors que d'autres les rattachent eucore aux troubles de la cénesthésie.

Quoi qu'il en soit, les considérations précédentes permettent dès lors de comprendre les divergences qui peuvent exister entre médecins et psychiatres quand les malades sont observés à des moments différents de l'évolution.

Seuls les cliniciens ordinaires observent les psychoses à leur début : à ce moment les psychopathies qui ne sont pas liées à des lésions organiques restent bénignes et l'on peut déjà supposer que cette bénignité tient à ce que les malades observés à une époque où leur état ne nécessite pas encore l'internement, sont soumis à un traitement rationnel. Colombani[1] dans son important travail rappelle que les spécialistes qui observent un si grand nombre de psychopathies urinaires ont insisté depuis longtemps sur leur bénignité.

---

1. Colombani, Des troubles psychiques dans les affections génito-urinaires de l'homme. *Thèse de doctorat de médecine,* Paris, 1901.

Quant aux psychiatres, ils ne voient le plus souvent que les formes avancées. Lorsque les malades en effet arrivent à l'asile, un temps plus ou moins long s'est écoulé, ils ont franchi plusieurs degrés sur l'échelle de l'hypocondrie. A ce moment il y a incurabilité apparente ou réelle.

Il est en effet difficile sinon impossible de faire alors chez ces malades, une part suffisante entre l'état mental déjà gravement atteint et la lésion initiale souvent disparue ou méconnue qui en a été l'origine.

C'est à cette opposition des formes curables et incurables d'après le degré de leur évolution que sont dues en grande parties selon moi les divergences que nous avons signalées ; on voit donc que pour arriver à la solution du problème des rapports qui peuvent exister entre une lésion périphérique et un trouble mental concomitant, il convient de soumettre les malades à l'épreuve d'une méthode véritablement scientifique. Tel est le but de la méthode chirurgicale que nous exposons dans un chapitre spécial.

Recherche de la lésion. — Quand l'hypocondrie dépend d'un trouble primitif de la cénesthésie ou d'une altération structurale des centres, elle se traduit à la périphérie par des souffrances dont l'origine s'explique aisément[1]. La

---

1. Pour établir entre les diverses variétés de la douleur pathologique, une distinction utile, il est tout d'abord indispensable de définir la douleur physiologique.

Or des divergences nombreuses existent à cet égard et se sont encore manifestées au Congrès des Aliénistes à Amiens (session 1911) lors de la dis-

présence d'une lésion facilement constatable ne saurait impliquer un rapport de subordination.

cussion qui s'est élevée à propos du rapport de M. Maillard sur les douleurs psychopathiques.

Malgré l'opinion contraire exprimée par des aliénistes distingués, qui ne veulent voir dans la douleur qu'une sensation, je crois que, la conception des philosophes mise à.part, il est impossible de ne pas tenir compte de l'élément subjectif qui est à la base de la sensation. La perception est en effet un acte purement intellectuel et nullement passif. L'apport de l'esprit y est indiscutable. Pour Janet, c'est lui « qui distingue et identifie les sensations ». La sensation a suggéré des images antérieures ; la perception devient alors assimilable à un jugement (jugement perceptif) qui ne diffère pas essentiellement du jugement logique (Binet, Dromard) et c'est ce rapport d'images qui fixe la vraie tonalité et les qualités propres de la sensation. La sensation ne saurait, sauf peut-être les cas où elle est très intense, exister à l'état isolé comme l'a dit M. Léri et l'interprétation qui pour cet auteur constitue seule un phénomène cérébral se retrouve déjà dans la perception.

A l'appui de cette opinion on peut citer deux ordres de faits qu'on rencontre à chaque instant dans la pratique, si on recherche chez les malades la prophylaxie de la douleur.

Premier fait : deux cautérisations identiques au point de vue du siège et de la durée sont pratiquées sans anesthésie chez des sujets dont les voies conductrices sont intactes.

Chez l'un, la vue de l'instrument provoque une appréhension pénible (rappel d'images antérieures avant la sensation). La douleur s'exagère au cours de la cautérisation.

Chez l'autre, auquel on a dissimulé l'instrument, la douleur est nulle pendant le même temps.

L'expérience donne des résultats analogues et beaucoup plus convaincants lorsque les deux expériences sont faites chez le même sujet : je l'ai répétée maintes fois.

Deuxième fait : chez certains sujets comme les hypocondriaques, la préparation mentale à la douleur (opération annoncée d'avance) exagère l'intensité de certaines sensations souvent très faibles, par l'appel d'une quantité plus ou moins considérable d'images antérieures.

Chez des sujets normaux, qui ont perfectionné l'éducation de leur volonté, la préparation mentale est, par contre, souvent indispensable pour combattre l'intensité de certaines sensations.

Les preuves que M. Léri emprunte à l'expérimentation, à la pathologie et à la tératologie pour démontrer l'indépendance de la sensation et de l'in-

Dans cette forme de l'hypocondrie une lésion peut exister, apparente et tangible, l'indépendance est absolue entre celle-ci et les manifestations périphériques et cen-

terprétation sont loin d'être convaincantes. Le fait que chez les animaux, des ablations plus ou moins étendues du cerveau ne déterminent pas des sensations douloureuses ne saurait démontrer que le siège de la douleur n'est pas dans le cerveau, car celui-ci si tant est qu'il existe sous forme de localisation précise, ce qui est loin d'être prouvé, peut être lui-même très étendu. Il faut encore distinguer la perception proprement dite des actes réflexes (cris et mouvements divers) qui sont indépendants d'elle.

L'anesthésie générale, à moins qu'on admette la persistance de la perception dans certains cas et son oubli au réveil pourrait déjà nous fournir l'exemple de réactions douloureuses en dehors d'une perception véritable.

Sous ce rapport, l'observation des anencéphales est plus probante à mon avis ; l'acte réflexe qui se ,traduit alors par des cris et des mouvements existe bien en dehors de toute perception.

M. Léri invoque dans un cas qu'il a observé l'absence de tout centre pour expliquer même l'acte réflexe : il paraît toutefois difficile de tirer des conclusions utiles à ce point de vue, des dissections les mieux dirigées ; les centres pouvant se réduire à quelques cellules dont la découverte est parfois malaisée.

Dans l'ordre pathologique, M. Léri nous montre des cas où la dissociation de la sensation et de l'interprétation est selon lui manifeste parce que le malade sent mais ne sait dire où ni comment : cette dissociation est pour lui la preuve de l'indépendance de ces phénomènes à l'état normal.

Or la notion de siège ou de nature qu'il considère comme le résultat d'un phénomène cérébral indépendant, me semble ne pouvoir être séparée de la perception proprement dite. Sans vouloir entrer dans l'étude même de l'agnosie (perte de la notion du siège et de la nature de la douleur), disons simplement que les faits indiqués par M. Léri démontrent que la perception est pathologique mais nullement que l'interprétation est indépendante de la sensation. Ceux-ci ne sauraient en conséquence justifier les conclusions qu'on en veut tirer « on peut sentir de la douleur sans savoir où ni comment ; ces notions sont seules cérébrales ; elles sont abolies dans les lésions cérébrales ».

Si l'on accepte maintenant que la douleur à l'état physiologique comporte outre la sensation qui est à sa base, un élément subjectif dépendant du cerveau, il devient très facile de comprendre la douleur pathologique, que je me suis appliqué dans ma communication à l'Académie à séparer de la précédente plus qu'on ne le fait habituellement. On peut ainsi la définir : la conscience spéciale par un cerveau normal d'une lésion périphérique,

trales qui peuvent exister ; néanmoins le terrain hypocondriaque malgré son origine indépendante, réagit d'ordinaire
sur toutes les lésions périphériques et cette réaction se précise encore quand intervient un acte opératoire ; on voit
alors habituellement s'aggraver tous les troubles fonctionnels
périphériques et apparaître parfois les premiers troubles
graves du côté du cerveau.

J'ai indiqué ailleurs[1] les règles à suivre pour éviter une
erreur thérapeutique aussi préjudiciable au malade qu'à la
doctrine.

Dans les cas d'hypocondrie nettement symptomatique
d'une lésion périphérique la recherche de celle-ci peut présenter de grandes difficultés.

Il est des cas où elle paraît manquer : parce qu'elle peut
être profondément cachée ou d'une recherche délicate,
et c'est ainsi qu'on est conduit parfois à admettre une
hypocondrie essentielle.

J'ai cité des exemples où la lésion n'avait été reconnue
qu'après la mort. Je puis rappeler ici le cas si curieux et

---

or cette définition ne s'applique qu'à une seule variété de la douleur pathologique.

Parfois la perception peut être pathologique, comme dans les cas étudiés
au Congrès d'Amiens, quand des zones spéciales d'association sont inté-
ressées.

Enfin la sensation elle-même peut avoir une origine centrale comme on le
voit dans les troubles primitifs de la cénesthésie. Celle-ci donne alors lieu à
des interprétations délirantes variées.

1. 5e chapitre. Méthode chirurgicale en médecine mentale.

souvent rapporté que Ball a observé chez Moreau de Tours d'un hypocondriaque qui se plaignait d'avoir son curé dans le ventre. La présence de cet hôte incommode était cause d'une douleur sourde et permanente. De temps à autre les curés du voisinage se réunissaient pour tenir un concile dont le siège était dans la fosse iliaque gauche. Les douleurs devenaient alors intolérables. L'autopsie démontra qu'il existait un foyer d'entérite chronique au point précis indiqué par ce malade[1].

Vigouroux et Cottet ont rapporté en 1905 à la *Société médico-psychologique,* le cas d'un hypocondriaque dont l'autopsie révéla l'existence d'un cancer latent de la petite courbure de l'estomac.

Le perfectionnement incessant de la clinique et des méthodes d'examen permettra certainement dans l'avenir de déceler plus souvent l'existence des lésions périphériques et de réduire d'autant le cadre des psychoses essentielles.

C'est ainsi que le groupe des obsédés urinaires tend à diminuer chaque jour, sous l'influence des progrès de la technique, qui nous met en présence de lésions que les moyens ordinaires de la clinique ne permettaient pas jusqu'ici de découvrir.

---

1. La douleur éprouvée par le malade était devenue dans ce cas le point de départ d'une interprétation délirante bien curieuse et tout à fait exceptionnelle. Je n'ai pas eu l'occasion de retrouver de fait analogue mais il serait intéressant de rechercher l'action de la chirurgie sur cette forme du délire.

Mais de grandes dificultés persistent encore à l'heure actuelle.

Le Pr Brissaud a rappelé au congrès de Rennes un cas bien caractéristique. Il s'agissait d'un malade souffrant de vives douleurs d'estomac qui fut considéré par un maître éminent après l'examen du chimisme stomacal comme indemne de toute lésion et qui pourtant présenta subitement un accident (hématémèse) qui vint démontrer l'existence d'une affection de l'estomac jusqu'alors méconnue et qui guérit à la suite d'une intervention.

Quoi qu'il en soit il convient pour diminuer autant que possible les chances d'erreur de procéder d'une façon systématique et sous les réserves que j'ai indiquées à l'examen somatique de tous les hypocondriaques [1].

1. Glenard dans son étude si intéressante de la neurasthénie symptomatique insiste beaucoup sur l'utilité de l'analyse subjective. Celle-ci, dit-il, amènera certainement à discerner ces lésions surtout par l'examen systématique et méthodique de tous les organes et de toutes les fonctions de nutrition et elle fera la part de ce qui revient à la chirurgie. L'analyse psychique fera la part de ce qui revient à la lésion.

Voici d'ailleurs les conclusions auxquelles il était arrivé en 1886 : 1º c'est par pure convention que l'on considère comme idiopathiques les névroses (et je puis ajouter aujourd'hui les psychoses) dans lesquelles il n'y a pas de localisation : c'est qu'on ne l'a pas trouvée ; 2º dans toute maladie indéterminée, il faut faire l'inventaire de tous les caractères tirés des organes, systématiquement, c'est-à-dire dans tous les cas, méthodiquement, c'est-à-dire en cherchant de parti pris chacun des caractères anormaux que peut présenter cet organe ; 3º dans toute névrose (et j'ajoute aujourd'hui toute psychose indéterminée), il faut en vertu de la subordination hiérarchique des fonctions, explorer l'appareil digestif car l'appareil digestif est la base de toute vie dans l'échelle des êtres tandis que les centres nerveux ne sont qu'un appareil de fonctionnement accessoire au point de vue biologique ; 4º dans toute

Mais voilà que Dubois de Berne persuadé *a priori* que les troubles accusés par les malades naissent par la voie des représentations mentales et que ceux-ci ne les rendent durables que par l'attention qu'ils leur prêtent, en arrive à conclure qu'il faut se garder de rechercher les signes physiques chez les malades.

Certes on ne peut nier que dans les cas où il n'existe que des troubles subjectifs sans substratum organique cette recherche ne puisse présenter des inconvénients. J'ai moi-même montré que le médecin peut alors inconsciemment faire naître l'idée hypocondriaque, l'entretenir, voire même l'aggraver dans des proportions notables en favorisant les tendances constitutionnelles du sujet et en donnant aux préoccupations hypocondriaques un appui longtemps recherché par le malade.

J'en ai publié de nombreux exemples et établi les règles qu'il convient de suivre chez ces malades. C'est un

exploration de l'appareil digestif, il faut en vertu de la subordination hiérarchique des organes, explorer d'abord le foie, puis l'intestin, puis l'estomac, puis le rein, la rate, avec les procédés spéciaux qui déterminent non seulement leur volume, leur sensibilité, leur densité, mais aussi leur situation, leurs rapports, leur degré de fixité ; 5° les signes subjectifs fondamentaux d'une affection digestive doivent être tirés non de l'imputation par les malades à tel ou tel organe digestif, mais de la périodicité nyctemerale des malaises, du trouble des fonctions intestinales, du trouble du sommeil, de la relation des symptômes avec la nature des ingesta et enfin des qualités physiques et chimique des excreta et secreta ; 6° ces symptômes fondamentaux sont rencontrés dans toutes les névropathies (neurasthénies comprises) indéterminées ; 7° de tous les signes ce sont les signes subjectifs et objectifs d'une affection du foie qui sont le plus fréquemment rencontrés dans les maladies indéterminées.

chapitre de chirurgie pratique que j'ai tout spécialement étudié[1].

Mais il convient aussi de ne pas tomber dans une exagération contraire et l'on peut reprocher justement à Dubois d'avoir basé ses conclusions sur une conviction trop absolue des conditions dans lesquelles se produit l'idée hypocondriaque.

Leur application ne peut être que désastreuse tant au point de vue scientifique que pratique ; elle entraîne en effet l'abandon systématique de toute recherche clinique et conduit à une ignorance absolue des cas où le trouble cérébral peut dépendre d'une lésion périphérique.

Ici comme ailleurs l'esprit de doctrine aboutit aux pires erreurs.

A l'étranger on constate des tendances bien différentes.

L'examen méthodique des femmes est pratiqué d'une façon courante dans quelques asiles d'Amérique et du Canada. La lecture du compte rendu des travaux du congrès de Montréal, en 1897, nous fournit à cet égard de précieux renseignements. Hobbs persuadé de l'importance des lésions physiques de la sphère utérine et frappé de leur insidiosité, déclare que ce n'est le plus souvent que par une recherche

---

1. Sur les conditions de l'intervention chirurgicale chez les hypocondriaques. Picqué. *Revue de psychiatrie*, juin 1906. J'y envisage le rôle du médecin dans les trois cas suivants : 1° cas où la malade ignore l'affection réelle ; 2° cas où elle attribue les accidents à une maladie souvent peu importante ; 3° cas où elle croit à une lésion qui n'existe pas.

systématique qu'on peut arriver à en déceler l'existence chez les folles. Il conclut à des examens méthodiques à l'aide de l'anesthésie générale : nous avons vu ailleurs les résultats auxquels il est arrivé.

Cette pratique existe également en Russie. Idanoff dans un travail sur les psychoses puerpérales nous apprend qu'à la clinique psychiatrique de Moscou, une sage-femme est chargée d'examiner l'utérus de toute femme entrante.

Gressinger dans son traité avait déjà insisté sur la nécessité d'examiner les femmes aliénées.

En France cet examen systématique a été jusqu'ici peu pratiqué. Azam de Bordeaux l'avait cependant jadis beaucoup recommandé.

Ball déclarait que l'examen physique devait être le complément de l'examen psychologique. Et cependant les travaux publiés dans diverses écoles sous l'inspiration de maîtres éminents prouvent que dans les cas de folie consécutive à l'accouchement, l'examen utérin n'est presque jamais pratiqué. On conçoit qu'il en soit de même quand la femme est sortie de la période puerpérale.

N'est-il pas étonnant dès lors que l'origine utérine de la folie chez la femme ait pu être si longtemps méconnue et qu'on se soit rattaché pour la folie puerpérale en particulier, à des doctrines qui doivent disparaître aujourd'hui devant la constatation des lésions locales et des résultats thérapeutiques.

Il y a longtemps pour notre part que nous avons réclamé

dans les services d'aliénés l'installation régulière « de postes chirurgicaux » pour toutes les entrantes.

Dans un travail déjà ancien, je m'exprimai ainsi :

« Il est réellement pénible de songer que dans notre pays où l'on a étudié l'influence des lésions physiques sur la production de certains délires et établi sur des bases solides la doctrine infectieuse de la folie, on soit astreint de rester dans l'ignorance des lésions physiques de nature infectieuse chez des malades dont nous sommes responsables au point de vue scientifique et médical et qui seraient certainement les premiers à réclamer nos soins s'ils étaient *compos sui.* »

Il est vraiment triste qu'on en soit réduit à une impuissance si funeste aux malades, pour respecter un droit qui n'est ni légal ni humain et auquel cependant on n'ose pas toucher. Il y a là une situation bien digne d'attirer l'attention des pouvoirs publics qui seuls peuvent réglementer cette délicate question des droits et des devoirs du médecin dans le traitement des malades atteints d'affections mentales.

N'est-il pas affligeant de penser que la société qui a pris l'initiative d'interner ces malades et exerce un droit de protection légale sur ses biens, soit actuellement dépourvue de tout moyen d'action sur le maintien de leur santé[1]. J'ai mon-

---

1. Aucun texte légal n'autorise le traitement méthodique des malades. L'examen même peut être interdit au médecin par les familles (voir LATAPIE, *Thèse,* doctorat en droit. Paris).

Dans un article récent publié dans la *Presse médicale* (27 mai 1911), sur

tré dans une statistique que sur 59 malades qui avaient besoin d'opération, 5 seulement ont pu être opérés. Mais nous nous trouvons également dans l'impossibilité de reconnaître le plus souvent les maladies dont peuvent être atteints les aliénés au point de vue gynécologique et d'établir ainsi dans un certain nombre de cas les causes du délire.

Grâce à l'initiative de notre regretté collègue et ami Febvré, médecin en chef des asiles, nous avons pu dans son service créer un poste gynécologique qui a régulièrement fonctionné jusqu'à sa mort. C'est là que nous avons pu soumettre tous les malades dont les familles étaient consentantes à un examen méthodique des organes génitaux et pratiquer avec leur autorisation des interventions chirurgicales dans des conditions déterminées.

Or nous avons été frappés de la très grande proportion de folles qui en dehors de la folie puerpérale présentent des affections gynécologiques : J'avais tout d'abord établi une

la protection légale de la santé de l'aliéné, j'ai montré les efforts que nous avions tentés sans succès d'ailleurs depuis plus de 10 ans avec le concours de magistrats distingués à la Société de Médecine légale pour modifier ce triste état de choses. M. Lefuel, conseiller à la cour d'appel, qui fut le rapporteur de la 1re commission nommée pour étudier cette question, avait posé en principe que le législateur doit sauvegarder aussi bien la santé des malades que leur fortune. Il émet l'opinion que si le législateur de 1838 n'a songé qu'à protéger l'aliéné contre les spoliations dont il peut être victime pendant son internement, celui de 1900 devait s'occuper de la protection de l'aliéné dans sa santé contre ceux qui peuvent avoir intérêt à le faire disparaître. Les communications que j'ai faites devant la Société de médecine légale en 1898, 1903, 1905 et le rapport que je fis le 12 mai 1902 au nom de la 2e commission sont insérés dans mon Recueil des travaux du Pavillon de chirurgie.

proportion de 89 pour 100 qui se trouvait en rapport avec le chiffre fourni dans les statistiques américaines (voir plus haut), or dans une nouvelle étude statistique faite en collaboration avec le Dr Febvré (Picqué, *Recueil des travaux,* 2e volume, *Archives de Neurologie,* 1901), j'ai constaté une proportion plus élevée encore de 96, 72 pour 100 (59 cas sur 61 malades examinés [1]).

Il est d'ailleurs un fait intéressant à signaler c'est que beaucoup de malades ou bien ignorent l'affection dont elles sont atteintes ou la cachent avec soin. C'est là une circonstance qui plaide encore en faveur de l'examen systématique.

Jusqu'ici, malheureusement, le traitement n'a guère été appliqué par ceux-là mêmes qui ont attiré l'attention sur la fréquence des lésions utérines chez les aliénés.

Les partisans de l'origine infectieuse de la folie, Idanoff entre autres, se sont contentés de la simple constatation des lésions pour soutenir le rôle que celles-ci peuvent jouer dans la production de la psychose. Ils n'ont pas été plus loin.

La thérapeutique maniée avec prudence peut cependant non seulement consolider la doctrine de la folie viscérale

---

1. Les affections que nous avons rencontrées chez ces malades sont surtout des inflammations chroniques. L'infection y joue donc un rôle prépondérant. Beaucoup d'entre elles présentaient des lésions multiples pouvant rentrer dans plusieurs des catégories établies par moi.

Nous avons trouvé dans notre statistique 126 affections inflammatoires portant sur les diverses parties de l'appareil génital contre 5 tumeurs.

mais conduire en outre à des résultats pratiques utiles aux malades.

Dès l'année 1899 j'ai publié mes résultats à la société de chirurgie[1] ; les premiers remontaient à l'année 1884.

Depuis j'ai constaté dans un grand nombre de cas, les résultats heureux de l'intervention surtout chez les femmes atteintes d'infection latente de l'appareil génital. Je les analyserai plus loin.

1. *Société de chirurgie*, 1899. PICQUÉ ET FEBVRÉ, Sur le rôle de l'intervention chirurgicale dans la guérison des délires.

CHAPITRE IV

TERRAIN PATHOLOGIQUE ET PRÉDISPOSITION ACQUISE.
— FORMATION DE L'IDÉE DÉLIRANTE.

Sommaire : La dégénérescence mentale héréditaire : son dénombrement. Rôle du traumatisme. — Dégénérescence mentale traumatique.

De l'influence des troubles périphériques : concessions faites à ce point de vue par les
partisans de la dégénérescence : de la prédisposition latente.

Formation du terrain hypocondriaque. Discussion à la Société médico-psychologique.
Opinion contradictoire sur le rôle des troubles périphériques. Pour M. Arnaud,
la prédisposition prédomine. Pour MM. Sérieux, Sollier et Vigouroux, il convient
d'admettre une classe de malades qui sont des interprétateurs hypocondriaques de
troubles organiques.

Il faut distinguer la prédisposition à l'hypocondrie de ses manifestations. Importance
des données de la clinique.

Le retour de la personnalité normale du sujet après la disparition de la lésion
constitue un enseignement utile à la psychologie expérimentale. Relation d'un cas.

Formation de l'idée délirante. Délires transitoires et permanents. Dans ceux-ci le
caractère de permanence n'est-il qu'apparent ou peut-il tenir à la persistance même
d'une lésion curable mais non reconnue.

Du rôle des sensations pathologiques dans la formation des idées.

Examen du problème psychologique. De l'erreur et du délire. De l'erreur envisagée
chez les sujets normaux atteints ou non d'affections corporelles. Dispositions héréditaires : La constitution émotive. Du rôle de l'infection. Étude psychologique d'un
cas. Opinion des aliénistes sur les relations de l'erreur et du délire, M. Sérieux, M.
Régis. Les éléments fournis par la psychiatrie à la solution du problème.
Conclusions.

Dans un précédent chapitre nous avons montré le rôle
important qu'avait joué en médecine mentale jusqu'à l'époque actuelle la notion d'hérédité. Mais aujourd'hui le
groupe des états dégénératifs qui jusqu'alors semblait en

dépendre, tend à se démembrer. A la prédisposition héréditaire, on tend à opposer une prédisposition acquise. Au premier rang des causes, qui lui donnent naissance, nous devons placer le traumatisme. Mais une distinction est importante à faire. Le traumatisme ne peut créer un terrain de prédisposition que lorsqu'il a été peu intense ou tout au moins qu'il n'a entraîné aucune lésion matérielle apparente [1].

Il est certain que lorsqu'il existe des lésions constatables à la vue, celles-ci, dont j'ai étudié récemment le mécanisme à la société de chirurgie, donnent lieu à des formes cliniques qui sont à l'heure actuelle l'objet de grandes controverses, mais doivent trouver place dans un groupe voisin de celui des psychoses organiques.

Cette réserve faite plusieurs cas s'offrent à l'observation.

Parfois, il s'agit d'un sujet jeune chez lequel les fonctions psychologiques ne sont pas encore établies ; on peut alors observer dans leur développement à la suite d'un traumatisme crânien, soit un retard, soit un arrêt qui selon son degré fait de l'enfant un débile, un imbécile ou un idiot.

Le plus souvent le traumatisme ne provoque qu'une modification des facultés intellectuelles et morales exactement superposable à celle qui caractérise la dégénérescence mentale héréditaire. L'expression qu'a employée dans son

---

1. M. Magnan et Legrain dans leur intéressante monographie sur les Dégénérés semblent soutenir une opinion contraire.

cours de la faculté de médecine le Pr Thoinot de dégénérescence mentale d'origine traumatique me paraît parfaitement justifiée : elle définit bien les troubles provoqués et
précise leur origine.

Or Violet[1] qui a étudié sur mes conseils cette question dans
un important travail fait justement remarquer que le départ
est souvent difficile à faire entre la genèse purement traumatique (autodégénérescence de Garnier) et la dégénérescence
héréditaire latente qu'un traumatisme peut mettre à jour.

Parfois les mêmes accidents se présentent chez l'adulte
et des difficultés analogues se retrouvent.

Vibert dans son travail sur l'étiologie traumatique de
certaines dégénérescences mentales non héréditaires a remarqué que les traumatisés adultes sont plutôt atteints dans
leurs facultés intellectuelles alors que les sujets plus jeunes
le sont plus particulièrement dans leur sphère morale[2].

Ces faits sont bien connus aujourd'hui : je ne les signale
que pour montrer la place que doit occuper désormais à côté
de l'hérédité, la notion du traumatisme dans la prédisposition.

Mais d'autres causes peuvent encore intervenir.

Les défenseurs actuels de la doctrine de la dégénérescence mentale ont admis eux-mêmes l'influence possible
de troubles périphériques. Magnan et Legrain déclarent

---

1. VIOLET, *Th. doctorat de médecine*, 1905, Des traumatismes crâniens
dans leurs rapports avec l'aliénation mentale.
2. VIBERT, *Annales d'hygiène et de médecine légale*, avril 1896.

« que ce serait méconnaître les enseignements de la clinique que de nier le développement d'une psychose en dehors de la dégénérescence héréditaire ». Ils pensent que la prédisposition acquise est alors produite par une cause « qui a agi pendant longtemps ou d'une façon suffisamment intense pour ruiner de fond en comble l'équilibre intellectuel ». Celle-ci « constitue un moment étiologique accidentel très puissant qui a créé pendant longtemps un terrain de moindre résistance ».

Dans certains cas encore l'aliénation ne constitue pour eux qu'un accident dans la vie d'un individu normal, grâce à des facteurs étiologiques puissants, uniques, acquis, bien déterminés comme dans les délires fébriles et les auto-intoxications. C'est dans cette classe que M. Magnan et Legrain rangent à tort selon moi les lésions matérielles du cerveau.

Comme on le voit les partisans de la dégénérescence héréditaire font à l'heure actuelle une importante concession à l'influence des causes périphériques[1]. Mais les mêmes auteurs admettent cependant encore une prédisposition latente qui viendrait renforcer et compléter l'influence des causes périphériques ; c'est ainsi qu'à côté des dégé-

---

1. Au cours de la discussion que j'avais soulevée en 1909 à la Société médico-psychologique sur l'origine périphérique du délire, M. Legrain dit : je suis de plus en plus convaincu que la folie la plus fréquente n'est pas d'essence exclusivement cérébrale. Il admet qu'à côté des folies essentielles il existe des folies réactionnelles, dont le domaine serait immense et il conclut à l'importance qu'il faut savoir accorder maintenant à la périphérie dans la genèse de la folie.

nérés proprement dits qui dès leur naissance présentent un état mental défectueux, évident, ils reconnaissent des sujets qui ont bien un mécanisme cérébral normal mais chez lesquels la prédisposition est restée latente et « n'a pas encore acquis un degré suffisant pour se traduire par des caractères spécifiques ». Ainsi la prédisposition acquise équivaudrait encore à l'hérédité.

Or les acquisitions récentes de l'hématologie et de l'anatomie pathologique sont venues ruiner pour un certain nombre de cas la doctrine ingénieuse de la prédisposition latente et de la fragilité cérébrale dans certains cerveaux normaux, la première en montrant la présence de microorganismes dans le sang des malades intoxiqués, la deuxième en fixant les lésions qu'on observe chez ces mêmes malades du côté des cellules cérébrales (voir 2ᵉ volume, Psychoses infectieuses).

Ainsi donc en dehors des cas où l'influence de l'hérédité n'est pas évidente point n'est besoin de recourir à une conception hypothétique pour expliquer l'action désormais certaine sur les centres[1] de certaines lésions périphériques de nature infectieuse.

---

1. A la réunion annuelle des psychiatres et neurologistes, Claude et Regis ont admis l'émotivité acquise. Dans la forme ordinaire il s'agit d'aptitudes fonctionnelles spéciales ou d'altérations destructives d'origine héréditaire. Dans la forme acquise, il se produit probablement des modifications passagères d'origine pathologique qui constituent pour moi, le premier degré des troubles profonds qui préparent le terrain pathologique acquis.

En ce qui concerne le terrain hypocondriaque chez les sujets indemnes de toute lésion organique concomitante quelle en est la formation? Les influences héréditaires y jouent naturellement le plus grand rôle, mais en dehors d'elles d'autres causes peuvent-elles intervenir et peut-on admettre comme précédemment une prédisposition hypocondriaque acquise dépendant d'une lésion périphérique.

Dans la discussion de 1909 à la Société médico-psychologique deux opinions opposées se sont fait jour. Pour Arnaud « admettre qu'une affection organique puisse engendrer un délire hypocondriaque en rapport direct avec un organe malade, c'est admettre du même coup une sorte de spécifilité originelle pour le délire qui devrait à la maladie organique tout à la fois sa naissance, son orientation clinique et sa formule logique ». Une telle conception ne lui semble fondée ni en doctrine ni en fait, il pense que la prédisposition est prédominante et que la lésion organique ne peut rendre compte ni du développement du délire ni de son orientation vers l'hypocondrie. Quant aux états mélancoliques où l'accord semblerait « moins difficile à établir » leur origine périphérique ne lui paraît pas plus démontrée que celle du délire hypocondriaque.

Je crois que cette opinion exclusive partagée d'ailleurs par un certain nombre d'aliénistes et spécialement par Vallon tient en partie à une conception spéciale de la prédisposition qui ne laisse pas de permettre quelques réserves.

M. Arnaud pense en effet que celle-ci n'est pas une chose vague et indéterminée, une simple virtualité qui à un moment de l'existence se réalise plus ou moins vite. Chez les hypocondriaques en particulier elle s'accuserait par les préoccupations au sujet de la santé.

Or n'est-il pas rationnel de penser que cette préoccupation est différente de la prédisposition dont elle émane et qu'elle représente déjà un élément important de l'hypocondrie confirmée si toutefois l'on admet que celle-ci peut exister sans délire.

Ainsi envisagée, celle-ci peut être considérée comme congénitale quand la personnalité pathologique qui se confond avec le caractère s'est affirmée dès le début de la vie. Or des troubles périphériques peuvent déjà aggraver l'hypocondrie (exagération des particularités du caractère) en apportant à l'état mental préexistant un facteur pathologique plus ou moins important.

Les mêmes troubles périphériques sont susceptibles de créer celle-ci de toutes pièces sous l'influence d'une prédisposition héréditaire restée jusqu'alors latente. Dans ce cas, la maladie mentale née d'une lésion périphérique a pu contrairement à M. Arnaud créer une personnalité au malade. Le savant aliéniste reconnaît avec moi et mon élève Latapie que la nature du terrain conditionne la physionomie clinique de la psychose, pourquoi dès lors s'étonner que beaucoup de psychopathes souffrent de maladies organiques sans devenir hypocondriaques. Si la prédisposition est nécessaire à la lésion locale pour engendrer le délire ne faut-il pas une prédisposition spéciale pour déterminer son orientation vers les idées hypocondriaques.

La prédominance exclusive des influences héréditaires est loin d'être admise par tous les psychiatres. Déjà G. Ballet semble admettre dans certaines conditions une origine acquise.

M. Serieux dans son Livre sur les folies raisonnantes (page 128) est très explicite à cet égard ; il reconnaît qu'on tend de plus en plus à admettre que l'idée hypocondriaque est l'interprétation fausse de sensations réelles. Il rappelle que des observations récentes prouvent que les plaintes exaspérées de certains malades tenues pour des hallucinations cénesthésiques ont en réalité pour origine les douleurs ou les paresthésies provoquées par des troubles viscéraux.

Sollier et Vigouroux (Discussion de la société médico-psychologique) pensent qu'à côté de l'hypocondrie congénitale ou constitutionnelle on doit envisager une classe de malades qui ne sont que des interprétateurs hypocondriaques de troubles organiques. Sollier émet sur les altérations du sympathique, consécutives à celles des organes une opinion qui appelle quelques réserves mais il affirme nettement que le délire peut reconnaître une origine périphérique et qu'en conséquence l'ablation d'un organe malade peut agir sur le délire.

En présence d'opinions aussi opposées, les notions fournies par la clinique ainsi que les résultats thérapeutiques obtenus peuvent seuls fixer la part qui revient à l'hérédité et aux lésions périphériques dans la genèse de l'hypocondrie.

Déjà la clinique nous met à chaque instant en présence « de moments étiologiques » susceptibles de favoriser l'apparition de la psychose.

Parmi les cas qui se présentent à l'observation, on trouve des affections portant sur les organes génitaux de l'homme, des affections déprimantes comme la cécité, répugnantes comme les fistules qui répandent à la surface du tégument des liquides excrémentitiels (urine et matières fécales) ou encore des difformités congénitales disgracieuses qui peuvent en vérité réveiller ou entretenir des prédispositions latentes.

Puis ce sont les maladies infectieuses qui entretiennent un état permanent d'infection et sont susceptibles d'entraîner une déchéance physique rapide : à côté d'elles nous devons encore citer les affections douloureuses qui privent le malade de sommeil, celles qui troublent les fonctions de l'estomac, ou qui affaiblissent l'organisme par les pertes sanguines qu'elles provoquent.

Dans la plupart de ces cas on voit la déchéance morale suivre parallèlement la déchéance physique.

Quoi qu'il en soit, en dehors peut-être des cas où l'infection est en cause, il n'est pas toujours possible d'établir la nature exacte des troubles dynamiques ou morphologiques qui se produisent du côté du cerveau et de fixer une filiation pathologique entre l'état cérébral et la déchéance organique qui résulte de la lésion périphérique.

La clinique va encore nous fournir des données précieuses. Sous ce rapport le chirurgien est certainement mieux placé que l'aliéniste pour observer l'hypocondriaque à la période du début c'est-à-dire au moment où l'internement n'est pas encore nécessaire. Placé en face d'une lésion chirurgicale aux premiers stades de son évolution, il voit naître l'idée hypocondriaque chez un sujet indemne de tout passé pathologique [1] : il peut en quelque sorte en saisir l'origine et noter parallèlement les modifications physiques et psychiques qui se peuvent produire. Il constate souvent alors que les habitudes mentales antérieures qui constituaient chez le malade les particularités du caractère se trouvent dans ces conditions rapidement modifiées sous l'influence d'un trouble périphérique. Des habitudes différentes s'établissent et vont créer une personnalité pathologique nouvelle. Un terrain hypocondriaque s'est formé, sur lequel vont évoluer des idées délirantes.

Ces troubles sont d'ailleurs en général temporaires : le

---

1. L'histoire du médecin que j'ai rapportée à la Société de psychiatrie en 1911, est bien intéressante à cet égard, une appendicite chronique avait créé chez lui un terrain hypocondriaque passager qui disparut par l'intervention. Il ne présentait auparavant aucun signe d'hypocondrie.

rétablissement de la personnalité normale du sujet peut s'observer après la disparition de la lésion périphérique et c'est là un fait qui présente un très grand intérêt.

Le cas de Mme G. dont j'ai publié ailleurs la curieuse histoire est bien intéressant à cet égard.

Si l'on doit admettre chez elle un fonds héréditaire, son observation n'en montre pas moins l'appoint considérable que lui a apporté une lésion périphérique.

Cette femme atteinte d'un délire de possession qui à la suite d'une intervention est restée guérie pendant 7 mois avait été classée par un psychiatre distingué parmi les grandes hypocondriaques et considérée en outre par lui comme présentant un degré élevé de débilité mentale.

Dès qu'elle fut débarrassée de son délire elle présenta des modifications très curieuses à signaler. Bien que conservant des dispositions hypocondriaques peut-être hérédi-taires, certains faits sont venus démontrer que le terrain tendait à se modifier dans un sens favorable.

Jadis tout ce qui gravitait en dehors de l'idée de posses-sion ne tombait plus dans le champ de son analyse. Son activité mentale se systématisait dans son idée de possession, elle y ramenait tout son moi.

Avec la dissociation de l'idée délirante, ce resserrement du champ de la conscience n'eut plus sa raison d'être : l'unité de l'esprit se reconstitua et son caractère se modifia.

Une activité psychique différente apparut : des idées nouvelles se substituèrent aux anciennes. Des habitudes mentales inconnues jusqu'alors prirent naissance. L'égophylie disparut en grande partie. La malade cause au lieu de rester comme jadis repliée sur elle-même et taciturne. Elle s'intéresse à ce qu'elle voit et à ce qu'elle entend. Les sentiments d'affectivité se montrent.

Elle prend maintenant soin de la santé des personnes qui l'entourent. Il n'est pas jusqu'aux diverses manifestations de l'intelligence qui ne reparaissent successivement chez cette femme. Son apparente débilité tenait probablement à la forme de son délire. Sous le rapport de la mémoire, elle n'avait conservé jusqu'à l'acte opératoire que le souvenir des circonstances qui l'avaient conduite au délire de possession : aujourd'hui les souvenirs les plus anciens, ceux de son enfance lui reviennent. Elle parle avec plaisir pour la première fois de sa jeunesse, de son village, de son clocher et s'entretient d'une façon intéressante de la culture de la vigne dans son pays ainsi que de l'élevage.

Si des faits semblables pouvaient se présenter fréquemment à l'observation ils constitueraient des arguments importants dans l'étude de la genèse des états hypocondriaques : grâce à eux, on aurait le droit d'admettre que la personnalité psychique peut à l'état pathologique et en dehors des états dégénératifs héréditaires se constituer à l'aide d'éléments puisés à la périphérie et que ceux-ci ont encore une influence incontestable dans les cas où l'hérédité joue un rôle.

Ils viendraient en même temps confirmer les notions que la psychologie expérimentale nous fournit sur la constitution de la personnalité à l'état normal.

Du développement de l'idée délirante. — Nous avons admis que le terrain pathologique peut être parfois constitué en dehors de l'hérédité par des troubles organiques extra-cérébraux.

Mais le délire lui-même peut-il s'y développer sous l'action d'un « noyau organique » situé à la périphérie ? Il faut tout d'abord distinguer le délire selon qu'il est permanent ou transitoire. Pour ce dernier, le fait n'est pas contestable. Dans le délire du pneumonique ou du brightique, l'origine est au poumon et au rein. Le cerveau ne présente que des troubles transitoires sur la nature desquels on est encore mal fixé : en tout cas le délire disparaît avec la lésion périphérique. En vérité il s'agit le plus souvent de confusion simple ou accompagnée de délire onirique. Les formes y sont en général peu précises : le délire peut cependant présenter pendant de longs mois comme dans le délire brightique une systématisation parfois très nette. La lésion représente bien la graine qui fait germer le délire sur un terrain prédisposé par l'hérédité ou préparé par la lésion elle-même.

En est-il de même dans les cas de délire permanent ?

Je n'invoquerai que les délires qui se développent en terrain hypocondriaque (délire mélancolique ou hypocondriaque).

Ici les formules sont différentes et présentent une complexité variable. Nous pouvons y rencontrer en outre de la dépression et du découragement, les idées d'indignité, de culpabilité, d'auto-accusation, de suicide, les préoccupations hypocondriaques, les idées vagues de persécution: les interprétations délirantes y tiennent une place importante.

Nous laissons de côté les formes les plus élevées du délire hypocondriaque qui appartiennent ainsi que nous l'avons dit ailleurs à une variété toute différente de l'hypocondrie.

En ce qui concerne l'interprétation délirante[1] son caractère de permanence peut-il n'être qu'apparent et dû à la persistance même d'une lésion curable mais non reconnue ?

---

1. Habituellement on distingue l'idée délirante de l'interprétation délirante en ce que cette dernière seule s'appuie sur un fait réel. Cette distinction ne me paraît pas justifiée en clinique : le cerveau peut en effet interpréter au sens médical du terme des sensations fausses dues à un trouble primitif de la cénesthésie. L'hallucination elle-même peut être considérée comme une interprétation délirante (jugement perceptif immédiat).

Il faut encore distinguer l'interprétation délirante du délire d'interprétation, forme mentale tout à fait différente et isolée en ces dernières années de l'hypocondrie par Sérieux et Capgras (Folie raisonnante. Le délire d'interprétation, par Sérieux et Capgras, Félix Alcan, 1909).

Pour simplifier l'exposé qui va suivre, je n'envisagerai que le cas d'une lésion douloureuse liée à l'infection.

Le problème se ramène alors à l'étude du rôle des sensations pathologiques dans la formation des idées[1].

Les éléments périphériques fournissent à l'état normal les sensations cénesthésiques. Ces mêmes éléments à l'état pathologique doivent transmettre au cerveau des sensations pathologiques.

Comment le cerveau va-t-il dès lors interpréter ces

---

1. On a discuté au Congrès d'Amiens 1911 la question des rapports de la sensation et de l'interprétation. J'ai montré dans une autre partie de ce livre à propos de la définition de la douleur les divergences qui existaient à cet égard et réfuté l'opinion de M. Léri qui considère que sensation et interprétation sont tout à fait indépendantes.

M. Maillard, rapporteur, me semble plus près de la vérité quand il les déclare étroitement unies, mais les arguments qu'il nous fournit pour le démontrer ne sauraient cependant être acceptés sans réserve.

Il est incontestable que lorsque les éléments qui concourent à la perception (association des images passées avec la sensation actuelle, jugement perceptif) sont coordonnés d'une façon anormale, la sensation perçue peut présenter de notables modifications. J'en ai cité plus haut des exemples.

Or on ne peut voir dans ce trouble de la perception une action spéciale de l'interprétation sur la sensation.

Quand une sensation est faible, l'appel qui se fait sous son influence, des images passées, peut être nul ; la sensation « glisse alors sur la conscience » et passe inaperçue ; la perception fait défaut.

Quand au contraire la préoccupation intervient dans les mêmes conditions, les images suggérées peuvent être nombreuses ; la perception est parfois déformée au point que la sensation, même si elle est faible, peut être très vivement ressentie.

C'est dans cette catégorie qu'il faut certainement ranger les faits signalés par Ribot et dans lesquels l'attention fixée sur une partie du corps suffit à amener à la conscience des sensations insolites.

En tous cas ceux-ci relèvent déjà de la pathologie et ne sauraient éclairer la question des rapports à l'état normal de la sensation et de l'interprétation.

dernières ? et comment une sensation pathologique peut-elle conduire au délire.

Comme nous l'avons vu ailleurs, si la psychologie normale est absorbée tout entière à notre époque dans la physiologie, la psychologie morbide l'est de même dans la pathologie : à l'état normal, l'activité cérébrale qui préside à toutes les opérations de l'intelligence est liée à des phénomènes physiologiques, de même à l'état pathologique les troubles de la pensée dans la conception actuelle exigent des altérations morphologiques ou des modifications dynamiques. Dès lors lorsque la pensée est délirante le cerveau ne peut y conduire à l'aide d'éléments normaux : les modifications pathologiques sont indispensables mais elles peuvent n'être que partielles et porter uniquement sur la sensibilité[1], mais d'autre part sont-elles nécessairement antérieures, permanentes et définitives et ne peut-on admettre qu'elles se produisent parfois d'une façon temporaire et sous l'influence de causes périphériques[2].

Dans ces conditions, elles seraient susceptibles de disparaître avec la lésion-elle même. On conçoit donc que cette question qui a conservé jusqu'ici un caractère purement doctrinal puisse à l'heure actuelle comme nous l'avons dit ailleurs être résolue par la thérapeutique chirurgicale.

1. Quelques auteurs parmi lesquels Krœpelin s'élèvent contre la dissociation entre les troubles de l'intelligence et ceux du sentiment.

2. Nous avons plus haut vu l'opinion de M. Claude sur la constitution émotive acquise.

Quoi qu'il en soit, il convient en outre d'étudier comme l'ont fait tous les auteurs le problème psychologique, d'établir sur le terrain normal la genèse de l'erreur dans les opérations de l'esprit et sa distinction du délire proprement dit : l'intérêt de cette étude justifie les développements qui vont suivre.

A l'état normal, le cerveau doit pour arriver à une coordination normale des éléments venus de la périphérie, s'appuyer snr une analyse correcte.

Or, il existe à ce point de vue des différences notables selon les sujets ; il n'est pas exagéré de dire avec Paulhan[1] que la systématisation des idées chez les sujets normaux peut aller de l'incohérence absolue chez les esprits faux, à une synthèse logique dans les cerveaux bien équilibrés au sens psychologique du terme. Il en est de même dans le domaine des sensations.

Le médecin d'hôpital dans ses fonctions de professeur et de praticien possède à ce point de vue un beau champ d'observation. Chez les jeunes gens dont il dirige l'instruction, il peut à loisir étudier les diverses modalités de l'activité mentale, soit dans les exercices quotidiens d'analyse ou de synthèse qui sont à la base de l'enseignement clinique, soit dans ceux plus élevés qui s'appuient sur l'hypothèse ou exigent l'application des règles de l'induction.

---

1. Paulhan. Esprit faux et esprit logique. *Bibliothèque de Philosophie contemporaine.* Alcan, éditeur.

Ce qui frappe chez certains, c'est l'insuffisance, parfois l'absence même de tout auto-critique indispensable pour combattre l'influence instinctive et toujours exagérée des « états affectifs » sur nos jugements et aussi des idées dominatrices qui résultent d'une mauvaise éducation antérieure[1].

Sous cette double influence les perceptions s'atténuent ou s'amplifient, certains souvenirs propres à redresser un jugement erroné s'effacent, l'esprit dès lors ne juge plus qu'au gré de ses sentiments et de ses croyances antérieures. L'erreur est désormais installée dans l'esprit d'une façon définitive.

Chez un sujet normal, l'éducation de l'esprit suffit le plus ordinairement à rétablir un équilibre suffisant entre les divers matériaux qui servent au jugement et à rendre à celui-ci une orientation aussi strictement rationnelle que possible.

Mais parfois « une constitution émotive » dépendant de dispositions héréditaires irréductibles joue un rôle prépondérant : celle-ci explique ainsi l'idée préconçue qui est à la base de beaucoup de ces troubles et dont certains esprits ne peuvent jamais s'affranchir[2].

1. Ribot. La Logique des Sentiments. Alcan, éditeur.
2. Pierre Janet a bien admis d'ailleurs dans son récent rapport à la réunion annuelle de psychiatrie et de neurologie que les troubles de l'émotivité (constitution émotive) conduisaient à ceux de l'émotion et de l'intelligence parmi lesquels il a surtout signalé la réduction de l'attention et le rétrécissement de la mémoire.

Chez les sujets atteints de maladies corporelles, on peut d'autre part faire de bien curieuses observations touchant la coordination des idées et les aptitudes à l'analyse.

Chez les ignorants et les débiles en particulier, on constate ou l'exagération des dispositions héréditaires que nous venons d'indiquer ou les conséquences du défaut absolu d'éducation de l'esprit.

L'analyse reste à l'état rudimentaire : on voit ceux-ci constituer des synthèses hâtives avec des éléments d'analyse grossiers et non contrôlés. L'autocritique fait absolument défaut : la synthèse se confond alors avec la sensation elle-même ; il n'est plus possible d'en faire la distinction.

Mais l'observation devient particulièrement intéressante quand une affection corporelle est susceptible de créer un terrain acquis de prédisposition en dehors de tout délire[1].

J'admets que les malades de cette catégorie sont intelligents : il n'existe chez eux aucune constitution émotive héréditaire appréciable. Les facultés de l'esprit s'exercent d'une façon régulière. Or, des troubles semblables aux précédents peuvent se produire pendant la maladie et disparaître avec elle.

Les facultés de l'analyse se trouvent atteintes, ce sont les seules d'ailleurs qu'il soit possible d'interroger facilement.

---

1. Celle-ci permet aussi de bien comprendre les modalités de la pensée à l'état normal (voir Picqué, Psychothérapeutique chirurgicale. *Arch. de Psychiatrie*).

On constate alors que ces malades ne peuvent ni vérifier, ni comparer, ni corriger, comme ils le feraient à l'état normal par des constatations venues du dehors, les sensations qu'ils accusent : comme dans le cas précédent, l'auto-critique fait encore défaut.

Quand ils sont médecins, ils vont jusqu'à oublier la hiérarchie des symptômes et n'apprécient plus leur importance relative.

C'est ainsi que dans l'intégrité apparente de leur raison ils introduisent, dans le système psychique qui va constituer la synthèse, des éléments insuffisamment analysés ; ceux-ci leur fournissent alors des preuves, décisives pour eux, en faveur d'opinions absolument fausses ou de grossières erreurs [1] ; ils sont devenus temporairement débiles.

Chez ces malades comme chez les précédents l'émotivité semble encore en cause. Mais ici elle est acquise, c'est en général sous l'influence de l'infection qu'une constitution émotive passagère prend naissance et entraîne « une chute de la tension psychologique [1] ». Des troubles se produisent alors dans les opérations intellectuelles. Ainsi peut se trouver justifiée l'opinion qu'a formulée Janet dans ses belles études, sur l'identité presque complète des phénomènes de fatigue et des phénomènes de l'émotion.

Nous venons de voir que sur le terrain normal et patho-

---

1. Ces remarques ont un intérêt tout spécial au point de vue du mode si diversement interprété de l'investigation clinique.

logique on peut observer les mêmes troubles, mais comment établir la limite ?

Certaines déviations intellectuelles classées dans les cadres de la nosologie mentale ne pourraient-elles pas être considérées comme des constructions vicieuses de l'esprit, sur un terrain normal ou temporairement pathologique.

Voici un essai d'analyse psychologique que j'ai faite d'un cas occupant un rang très élevé dans la hiérarchie des troubles dits cénesthésiques (possession zoopathique coexistant avec une lésion toxi-infectieuse de l'estomac) et qui pourrait rentrer dans le précédent groupe. Je me suis déjà dans un autre chapitre de ce livre occupé de cette malade, à un point de vue différent.

Cette femme est née à la campagne [1] dans un pays à couleuvres. Dès le plus jeune âge elle a été élevée dans la crainte de ces animaux. On l'a mise en garde contre le danger de les avaler en buvant de l'eau des mares. Elle a toujours vécu dans l'effroi de la possession.

Nous la voyons souffrir de l'estomac depuis de longues années : elle ignore la cause des douleurs qu'elle éprouve et qui dépendent de l'hyperchlorhydrie. Il y a 6 ans, elle rend pour la première fois dans ses matières, des peaux d'entéro-colite muco-membraneuse.

C'est pour elle une révélation qui la conduit alors à ana-

---

1. Je reproduis en grande partie ici les opinions formulées par le premier observateur.

lyser ses sensations et entraîne l'évolution des idées vers une synthèse délirante.

L'idée de la possession par un serpent va s'arrêter définitivement dans son esprit.

Comment expliquer la formation de cette idée ? Le milieu social dans lequel elle a vécu a déterminé la systématisation de ses idées dans le sens de la possession et peut-être aussi la formation d'un terrain hypocondriaque. Ainsi apparaît à la vue de ses peaux qui lui rappellent ses souvenirs de jeunesse « l'idée préconçue [1]» qui dérive de cette systématisation.

A la base de la synthèse à venir, nous trouvons les sensations anormales mais réelles venues de l'estomac. Elles « maintiennent en tension » l'activité cérébrale et fournissent à l'analyse ses éléments indispensables. Mais cette opération primordiale est dès le début faussée par l'idée préconçue : celle-ci constitue en effet un élément psychique important qui va orienter l'analyse et la dominer au point de la rendre moins impérieuse et moins utile. Il supprime parfois tout auto-critique.

L'action exercée par l'idée préconçue est d'autant plus grande que les éléments suffisants d'information manquent complètement à la maladie.

---

1. L'idée préconçue doit être considérée comme une « valeur affective », celles-ci ont été étudiées par Dromard. *Journal de psychologie normale et pathologique.* L'interprétation délirante, 1910.

Mme G... ignore la topographie des organes, leur morphologie et leurs fonctions. Toute connaissance scientifique même élémentaire qui pourrait lui servir de contrôle lui fait défaut. Chacune de ses sensations est donc interprétée dans le sens de la possession. Certains faits insignifiants la frappent et viennent renforcer son erreur. On la voit poursuivre avec la main le contour de la couleuvre. Elle croit pouvoir en délimiter la forme exacte. Elle connaît la longueur et le volume de chacune de ses parties.

Elle se laisse ainsi submerger peu à peu par des sensations qu'elle ne sait pas contrôler [1]. Celles-ci lui fournissent des éléments grossiers d'analyse qui alimentent et développent sans cesse le système psychique qui va la conduire au délire.

A la base du délire, nous trouvons donc la sensation physique qui constitue « le primum movens ».

Le terrain hypocondriaque héréditaire ou acquis, l'idée préconçue qui en dérive interviennent pour rendre le délire possible et lui donner son orientation. C'est la synthèse elle-même qui s'est peu à peu formée d'éléments psychiques divers qui exprime la formule délirante.

Peut-on n'y voir que le résultat d'une construction vicieuse de l'esprit et non d'un véritable délire (délire

---

1. Il y a d'après l'expression même de Dromard une submersion des résidus empiriques par les valeurs affectives (loco citato).

systématisé chronique irréductible tenant à des troubles permanents et antérieurs du cerveau).

Certains aliénistes envisagent surtout la question en philosophes et ne voient dans le délire qu'une exagération de l'erreur, tels Leuret et Cottard.

A l'appui de cette opinion, ils invoquent l'analogie du mécanisme de la formation des idées, à l'état normal et pathologique : c'est en effet par la prédominance des états affectifs sur nos jugements, que sombrent ceux-ci dans les deux cas ; mais là s'arrête l'analogie et l'on ne peut dire avec quelques auteurs que le mécanisme de l'interprétation ne révèle rien de pathologique. A l'état normal nous devons déjà séparer ceux qui ne le sont qu'en apparence, et qui doivent à l'hérédité une instabilité mentale dont l'incohérence du jugement constitue le premier symptôme.

Chez ceux au contraire qui sont vraiment normaux la constitution émotive qui paraît nécessaire à l'interprétation délirante semble le résultat d'un état morbide passager ou d'un trouble moral intense.

Les troubles de la pensée sont donc temporaires chez eux, et toute assimilation devient impossible.

Je crois pour ma part qu'en dehors de dispositions héréditaires ou d'états pathologiques passagers jamais l'erreur chez un sujet normal ne peut aboutir au délire : jamais l'association des idées ne devient délirante.

Parmi les opinions formulées à cet égard par les aliénistes celle de Régis me paraît la meilleure.

« Pour lui l'idée délirante [1] se sépare surtout de l'erreur par ses causes et ses conséquences qui lui donnent un caractère pathologique que n'a jamais l'autre. »

Nous en avons déjà indiqué les causes. La psychiatrie va nous en apprendre les conséquences et nous fournir aussi les éléments d'une différenciation précise entre l'erreur et l'interprétation délirante, entre le sujet normal et l'aliéné.

Il s'en faut de beaucoup d'ailleurs que les caractères fournis par la clinique présentent une égale valeur.

Le délire vrai se distingue tout d'abord de l'erreur par son absurdité. Chez notre malade l'idée du serpent semble absurde, parce que celle-ci est incompatible avec l'ordre des choses. Je tiens à faire remarquer que ce caractère n'est cependant pas absolu : il est susceptible de varier selon bien des circonstances. Si en effet l'idée de possession est absurde chez un esprit cultivé elle l'est certainement moins pour un esprit vulgaire qui ignore aussi bien le mécanisme de ses organes que les conditions de l'existence animale, qui a entendu parler des tænias qui vivent dans notre intestin et qui en outre a passé une partie de l'existence dans un milieu où l'on a développé l'idée de possession et sa réalité.

---

1. Dans cette définition M. Régis semble prendre ce terme comme synonyme d'interprétation délirante.

L'irréductibilité constitue un deuxième caractère ; il est évident chez notre malade.

Il y a en effet loin chez elle de cette genèse de l'idée de possession à celle de sensation zoopathique qu'accusent parfois certains sujets normaux. Chez ceux-ci la conviction n'existe pas ; la sensation de « la bête que rouge » est toute passagère et ne représente dans l'esprit qu'une métaphore qui procède du besoin d'encadrer une perception qu'on ne sait pas ou qu'on ne veut pas analyser. Notre malade au contraire est bien persuadée qu'elle a un serpent dans l'estomac. L'interprétation des sensations perçues s'est identifiée avec la conscience, elle est devenue définitive.

Or, il faut bien reconnaître que ce caractère n'est pas plus absolu que le précédent. Parfois, en effet, l'erreur est aussi irréductible que le délire. Pour le psychiatre l'identification avec la conscience, de l'idée délirante semble s'accroître avec la systématisation. Plus la formule devient précise, plus elle semble irréductible.

Mais quelle est la limite de l'irréductibilité, peut-elle n'être qu'apparente dans les formes les plus élevées du délire ?

J'ai observé pendant de longs mois une malade des asiles qui se croyait possédée d'un serpent.

Je cherchai longtemps une lésion somatique qui puisse expliquer le délire. Mes examens souvent répétés restèrent négatifs. Je déclarai dès lors à la malade que je n'avais trouvé chez elle aucune lésion.

Persuadée du soin que j'avais mis à l'observer, elle reconnut alors qu'elle s'était trompée. Son délire avait disparu. J'avais donc réussi par la voie de la persuasion à « déraciner » chez elle l'idée délirante.

Récemment encore un de mes élèves de Lariboisière me signalait une malade atteinte du même délire et qu'il se proposait de soumettre à mon observation. Elle lui déclara un jour que son médecin l'avait convaincue de son erreur. Elle était guérie.

Voilà donc deux cas que je publierai ailleurs dans tous leurs détails et qui montrent qu'un délire systématisé ou réputé tel a pu guérir spontanément. Chez ma malade d'asile, il est probable que le substratum organique était constitué par une lésion légère qui échappa à mes nombreuses recherches et qui guérit spontanément.

L'exemple de la malade G... montre également que l'idée délirante a pu disparaître pendant longtemps après la suppression de la lésion. Elle a reparu il est vrai au bout de 7 mois, mais pour des raisons que nous avons développées ailleurs.

Ces faits sont peu nombreux mais ils semblent démonstratifs. L'irréductibilité même dans le délire systématisé pourrait bien ne pas être constante et tenir encore à la permanence d'une lésion méconnue.

La disparition temporaire ou définitive de la conviction pathologique dans ces cas et dans les conditions que nous avons indiquées semble donc enlever au délire un caractère fondamental.

Serieux et Capgras qui se sont appliqués dans l'introduction de leur livre sur « les folies raisonnantes » à fixer les caractères différentiels de l'erreur et du délire remarquent avec raison que l'erreur reste toujours isolée et circonscrite alors que le délire tend à la diffusion et au rayonnement, qu'il s'associe à des idées analogues et s'organise en système.

Mais il existe encore un caractère différentiel sur lequel ces auteurs ont justement insisté et qui ne peut laisser aucun doute dans l'esprit.

L'erreur en effet ne touche pas à la personnalité du sujet et n'a aucune répercussion sur son activité psychique.

Dans le délire au contraire, toute sa personnalité est atteinte : le caractère égocentrique est manifeste ; l'idée délirante domine le sujet et lui donne une activité pathologique caractéristique. Il peut parfois devenir automutilateur et persécuteur.

Notre malade présentait ces caractères au plus haut degré sauf qu'à aucun moment, nous n'avons observé chez elle d'idées de persécution.

On voit en résumé que la psychiatrie nous permet le plus souvent d'établir une différenciation suffisante entre le terrain normal et pathologique.

Mais la thérapeutique peut dans cette question prétendre

à un rôle dont on ne saurait méconnaître l'importance. Il convient en effet de rechercher avec le plus grand soin dans l'avenir, comme nous le faisons depuis de longues années au Pavillon de chirurgie, ce qui survient du trouble mental quand on vient à dégager le cerveau « du noyau organique » périphérique.

Il est évident que lorsque le retour immédiat et définitif de l'activité cérébrale après une intervention pourra être établi par un grand nombre d'observations, celles-ci constitueront des documents précieux à l'étude de la genèse de certains délires et éclaireront en même temps le troublant problème concernant l'existence des troubles cérébraux dans les modifications morbides de la conscience.

CHAPITRE V

MÉTHODE CHIRURGICALE EN MÉDECINE MENTALE

Sommaire : Méthode chirurgicale et ses résultats. Principes sur lesquels elle a été fondée, ses moyens d'action.

Méthode clinique : celle-ci est insuffisante dans ses moyens et contestable dans ses résultats. Opinion de Glénard sur la chirurgie de la folie.

Éléments de la méthode chirurgicale : 1º La connaissance du malade exige une étude psychiatrique. Détermination de l'espèce morbide.

Délires à forme onirique. Des mélancoliques et des hypocondriaques. Délimitation du terrain normal. Analyse mentale à l'état sain et morbide. Rôle de l'observateur. Lasègue. Pierre Delbet, Rageot.

2º L'étude des rapports de la lésion avec la maladie mentale constitue un problème de clinique et de physiologie pathologique.

Dosage du trouble subjectif. Douleurs de voisinage, Douleurs exagérées ou inventées. Manie opératoire ou masochisme. Troubles généraux de la nutrition.

Procédé utilisé pour la recherche de la lésion. Inconvénients des longs examens chez les hypocondriaques.

L'évolution des troubles subjectifs fournit des renseignements précieux.

De l'acte opératoire.

3º Emploi du procédé statistique : conditions que doit remplir une statistique rigoureusement scientifique. Les éléments qui la constituent doivent être comparables entre eux et strictement superposables.

4º Contrôle de la méthode à l'aide de la pathologie générale de l'anatomie pathologique et de la clinique.

Objections aux résultats obtenus. Discussion.

La maladie et le malade. Prédisposition variable des sujets à délirer.

Conditions de la propagation à l'organisme d'un foyer septique localisé. Ses éléments de résistance.

De la coïncidence invoquée contre la valeur curative des interventions.

Les conditions dans lesquelles la guérison se produit doivent être prises en considération.

Sa rapidité. Du temps écoulé entre l'acte opératoire et la guérison mentale.

De la suggestion invoquée comme cause de guérison après l'intervention. Des opérations simulées : résultats obtenus.

Des échecs. Leurs vraies causes. Retards dans la guérison. Rechutes. Persistance du délire.

Il faut tenir compte du temps écoulé entre le début de la maladie et l'intervention.
Du rôle de la chronicité.
Des notions cliniques. Nature de l'infection, son influence sur la forme et la curabilité du délire. Lésions à foyers multiples et difficiles à atteindre. Disposition complexe des foyers.
De la prédisposition. Interprétation des récidives.

Au cours du xixᵉ siècle, à l'époque où Azam et Loiseau publièrent leurs travaux, les ressources de la chirurgie étaient trop incertaines pour prêter à la doctrine des origines extra-cérébrales de la folie, représentée alors par la folie sympathique, un concours efficace.

A l'heure actuelle les conditions se sont heureusement modifiées grâce à la précision de ses résultats et l'on peut dire sans exagération, que la chirurgie est appelée aujourd'hui à jouer dans la « question des rapports » un rôle dont on ne peut désormais méconnaître l'importance.

Celle-ci ne saurait se contenter d'offrir à la psychiatrie comme beaucoup le pensent encore, un simple acte manuel. Ainsi comprise la chirurgie ne peut que se discréditer en faisant une œuvre stérile et le plus souvent néfaste.

Il fallait constituer une méthode qui pût guider utilement le chirurgien. Une longue expérience m'a démontré qu'on peut y arriver avec des éléments divers empruntés aux autres branches des sciences médicales.

Je l'ai désigné sous le nom de méthode chirurgicale, parce que l'acte chirurgical y représente l'élément fondamental[1].

---

[1]. Dans son article du *Progrès médical*, 1902, Glenard a jugé ainsi la méthode chirurgicale : « A cet égard les faits chirurgicaux auront une valeur

Jusqu'ici la méthode clinique était seule utilisée. Elle s'appuyait sur la marche simultanée du trouble mental et de l'affection viscérale dans l'étude de leurs rapports : chez quelques malades dont l'observation présente une extrême précision, les troubles mentaux évoluaient parallèlement aux lésions locales, s'aggravaient avec celles-ci, et disparaissaient de même lentement avec elles.

L'amélioration ou l'aggravation parallèle de l'une et l'autre constituaient alors la meilleure preuve de leur subordination. La guérison simultanée des deux en donnait la démonstration définitive.

Néanmoins cette méthode reste insuffisante dans ses moyens et contestable dans ses résultats.

Le médecin n'y peut jouer qu'un rôle d'observateur passif, il reste sans action sur la marche des phénomènes : aussi l'autorité et la valeur des hommes qui défendirent au siècle dernier la doctrine de la folie sympathique ne purent avoir raison des doctrines régnantes.

La méthode chirurgicale au contraire présente sur la

capitale. Ce n'est qu'après une accumulation des cas dans lesquels l'indication aura été posée et remplie d'après les principes de la chirurgie générale et d'où se dégageront les adéquations de lésions avec les syndromes, que l'on pourra saluer *l'aurore d'une chirurgie de la folie.* Cette chirurgie sera non plus guidée par des localisations théoriques dans les centres nerveux ou génito-urinaires, mais appuyée sur les données les plus sages et les plus précises de la clinique chirurgicale. Et alors sera confirmé pour les psychopathes comme pour les neurasthéniques le fait d'observation suivant : ce n'est pas en traitant directement le système nerveux que l'on guérit le mieux les malades nerveux. »

précédente une incontestable supériorité. Dans celle-ci en effet l'observateur devient actif. Il ne se borne plus à constater d'après certaines règles les phénomènes qui se présentent à son attention ; il règle lui-même les conditions de l'expérience, il peut rompre le lien supposé entre la lésion et le trouble mental au moment qu'il a choisi lui-même et dans les conditions qu'il peut fixer à l'avance. Il observe dès lors comme l'expérimentateur un état de choses qu'il a créé et il en suit les diverses phases. Il a encore le pouvoir dans les cas analogues de reproduire cette rupture autant de fois qu'il le veut ; il lui est facile ainsi d'établir le rapport de causalité avec une certitude quasi-mathématique que ne peut lui fournir l'autre méthode.

Mais comment va-t-il maintenant conduire l'expérience ? à l'aide de quels éléments ?

Les éléments de la méthode sont les suivants :

1° La connaissance du malade : c'est une étude psychiatrique dont nous indiquerons les difficultés.

2° L'étude des rapports de la lésion avec la maladie mentale : celle-ci constitue souvent un problème délicat de clinique et de physiologie pathologique.

3° L'emploi du procédé statistique qui permet d'établir les résultats sur des bases certaines.

4° Enfin le contrôle de la méthode qui exige la connaissance de la pathologie générale, de l'anatomie pathologique et de la clinique.

Aucune question ne montre mieux le concours que peuvent se prêter, entre elles, les diverses branches des sciences médicales.

Envisageons donc successivement ces divers éléments :

1° Connaissance du malade au point de vue psychiatrique.

Il s'agit de déterminer l'espèce morbide en observation. Les délires à forme onirique (délire de rêve) accompagnés ou non de confusion mentale, les manifestations morbides de l'affectivité et de l'humeur qui caractérisent le terrain hypocondriaque et s'accompagnent de troubles périphériques divers, les délires mélancoliques ou hypocondriaques sont les seules formes qui jusqu'ici paraissent liées à des lésions périphériques : nous les envisageons à l'exclusion de toutes les autres.

L'examen des statistiques étrangères nous a montré d'ailleurs les erreurs commises à cet égard par certains chirurgiens qui ont voulu soumettre à l'intervention chirurgicale, les formes les plus variées du délire.

Ainsi circonscrite la question ne manque pas d'être parfois délicate à résoudre.

En ce qui concerne les délires oniriques nous savons que lorsqu'ils ne relèvent pas d'un empoisonnement végétal ou chimique (alcoolisme), ils proviennent d'auto-intoxication (lésions hépato-rénales, troubles des organes à sécrétion interne) ou d'infection d'origine périphérique.

Mais il faut encore distinguer les formes aiguës fébriles dans lesquelles le délire ne constitue qu'un des éléments du syndrome clinique de la septicémie (délire d'hôpital) des formes chroniques apyrétiques où ce syndrome a complètement disparu (délire d'asile).

Sans cette distinction, tout est chaos dans l'étude de certaines psychoses, en particulier des psychoses puerpérales.

Dans celles-ci nous ne devons donc envisager le délire que chez des femmes qui ayant accouché depuis un temps plus ou moins long, ont franchi la période aujourd'hui si rare des accidents aigus mais se trouvent encore dans la phase puerpérale. Le contenu du délire est alors différent; c'est la mélancolie qu'on observe surtout : parfois cependant comme dans les cas aigus c'est la confusion mentale avec le délire onirique, mais les malades sont apyrétiques. J'ai observé personnellement cette forme dans 14 cas (thèse Latapie).

D'autres difficultés se présentent. En effet les formes du délire qu'on peut observer après l'accouchement sont nombreuses. Toutes les psychoses post-puerpérales n'ont pas la même origine et ne sauraient en conséquence être rattachées à l'infection, mais en ce qui concerne les délires apyrétiques il sera toujours facile de distinguer ceux qui dépendent de maladies concomitantes comme la paralysie générale qu'on voit parfois coïncider avec la puerpéralité : la mélancolie peut s'observer dans les deux cas mais la ponction lombaire permettra d'éviter la confusion (formule leucocytaire de la paralysie générale). Le délire épileptique ou hystérique ne pourra jamais être confondu avec les cas qui nous occupent.

Parfois il s'agit de l'hypocondrie avec ou sans substratum infectieux. Nous ne devons considérer comme il a été dit dans notre 3ᵉ chapitre que les cas où l'idée hypocondriaque constitue toute la maladie : nous en avons donné les raisons. L'hypocondrie est alors simple : elle se caractérise par une préoccupation exagérée de la santé sans idées nettement délirantes.

L'hypocondrie tient souvent à un trouble primitif de la cénesthésie : la préoccupation est alors sans fondement. Mais dans un certain nombre de cas, très contestés d'ailleurs, l'hypocondrie peut dépendre d'une lésion périphérique.

Dans ces conditions celle-ci devient un véritable centre auquel vont converger toutes les idées du sujet (marche récurrente de la réflexion). Le malade pense à sa lésion, il la redoute (nosophobie) et l'analyse (analyse mentale). Or, un homme sain présentant une mentalité normale a le droit de se préoccuper de sa lésion et de l'analyser. Chez lui la préoccupation reste normale et légitime.

Mais on comprend que sous l'influence d'une prédisposition héréditaire, ou dans les cas où la lésion elle-même a créé un terrain de prédisposition hypocondriaque l'analyse puisse devenir morbide et conduire le malade par échelons au délire.

Mais alors quelles sont les frontières entre l'état sain et l'état morbide ? Dans le plus grand nombre des cas, une délimitation précise est possible.

L'analyse mentale sera tenue pour légitime :

1° Quand elle porte sur une lésion nettement définie ;

2° Quand les préoccupations du malade restent en rapport avec la gravité de la lésion ou le degré de son évolution.

Au contraire ainsi que nous l'avons vu dans un autre chapitre, elle pourra être considérée comme morbide quand elle affecte la forme d'une obsession angoissante s'imposant à l'esprit d'une façon si impérieuse qu'elle ne laisse plus de place au raisonnement et qu'elle occupe tout le champ de la volonté.

Quoi qu'il en soit, la fixation du caractère morbide de l'analyse est le plus souvent délicate parce que celle-ci surtout dépend de l'observateur. Les conditions mêmes de l'observation scientifique doivent alors être envisagées [1].

En clinique ordinaire l'esprit a les plus grandes tendances à déformer les faits soumis à l'observation.

Lasègue, qui s'est appliqué à l'étude de cette question, pensait que la perception ne pouvait être passive et admettait la participation active du sujet dans l'observation : il distinguait l'observation et l'observateur.

Tout au contraire, le Pr Delbet dans un article publié

---

1. J'ai exposé cette question dans une leçon encore inédite que j'ai faite à Lariboisière en 1909 aux stagiaires de la Faculté.

dans un récent ouvrage[1] a émis l'opinion qu'il est indispensable que l'observateur reste un enregistreur impersonnel et qu'il note les faits avec la précision d'un instrument. Je crois en effet pour ma part qu'une observation ne peut être rigoureusement scientifique qu'à cette condition.

Mais l'affranchissement de l'esprit est difficile à réaliser, Delbet l'a reconnu lui-même, que devons-nous alors en penser sur le terrain de la médecine mentale ?

On voudra bien reconnaître avec Rageot[2] qu'en dépit de tous les efforts de la psycho-physiologie, c'est en résumé par notre conscience propre et par une véritable introspection comparée que nous arrivons à juger la conscience du malade soumis à notre observation. C'est, comme il l'a très justement remarqué, notre personnalité qui nous donne la mesure de celle du malade. Comment veut-on dès lors un enregistrement impersonnel et exact avec nos cerveaux si variables et l'on comprend les différences qui doivent exister pour un même cas selon les divers observateurs.

Après avoir procédé à des éliminations successives, le problème psychiatrique se trouve ramené à des éléments comparables et superposables. Nous en verrons plus tard l'utilité.

Étude du rapport de la lésion avec le délire. — Lorsque

1. *De la méthode dans les Sciences,* 1909. Félix Alcan, éditeur.
2. Gaston Rageot, *Les Savants et les Philosophes.* Félix Alcan, éditeur.

l'existence d'une lésion somatique a été démontrée il convient d'en fixer le rapport avec l'état mental. Celle-ci est-elle ou non la cause du délire?

En ce qui concerne le délire onirique la solution est simple : son origine est toujours extra-cérébrale.

Mais il n'en est plus de même pour le délire mélancolique ou hypocondriaque. La coexistence ne saurait impliquer un rapport de causalité.

Dans les formes d'hypocondrie essentielle, toute lésion périphérique reste indépendante de celle-ci ; l'erreur expose alors aux pires échecs de la thérapeutique au point de vue mental. Les opérations les plus justifiées au point de vue chirurgical peuvent entraîner chez les hypocondriaques une aggravation de l'état mental préexistant et favoriser ainsi l'éclosion des psychoses post-opératoires.

Or, pour établir la distinction des lésions indépendantes et causales il faut s'appuyer sur ce que j'ai appelé *le dosage des troubles subjectifs : la connaissance de l'état organique du sujet,* parfois l'évolution des troubles subjectifs accusés par le malade, et même le procédé utilisé pour la recherche de la lésion, peuvent intervenir dans la solution du problème.

Dosage du trouble subjectif. — Dans l'étude du trouble subjectif caractérisé par la douleur variable éprouvée par le sujet, il convient d'étudier successivement la lésion qui en constitue le substratum objectif et l'état mental du sujet.

Prenons un déplacement d'organe, par exemple, l'utérus ou le rein.

L'expérience m'a démontré que celui-ci n'est pas douloureux en lui-même dans l'immense majorité des cas : il ne le devient que grâce à la coexistence de lésions douloureuses siégeant dans l'organe même ou adjacentes à lui, ou bien alors à l'état mental du malade. De nombreuses preuves cliniques viennent à l'appui de cette affirmation. Tantôt, le prolapsus utérin est compliqué d'annexite, tantôt l'ectopie rénale s'accompagne d'une hydronéphrose. Dès lors il faut déterminer si le déplacement est simple ou compliqué d'une lésion douloureuse.

Parfois il peut exister dans le voisinage une affection douloureuse pouvant donner lieu à une erreur de localisation[1].

Dans certains cas, des troubles généraux de la nutrition comme le diabète et la phosphaturie, l'artério-sclérose peuvent s'accompagner de douleurs que le malade tout naturellement attribue à la lésion apparente. L'état viscéral des malades est donc indispensable. J'en ai publié plusieurs cas.

On arrive ainsi à connaître d'une façon exacte les troubles subjectifs superposables à chaque lésion, à établir le rapport qui doit exister entre les uns et les autres et à distinguer en résumé l'origine organique ou mentale de la douleur.

---

1. J'ai cité plusieurs cas de ce genre dans la récente communication que j'ai faite sur la *Douleur* en chirurgie à l'Académie de médecine.

C'est uné étude délicate de physiologie pathologique et de clinique qu'une longue expérience permet de mener à bien et qui est féconde en résultats intéressants.

Les douleurs sont non seulement exagérées mais parfois inventées de toutes pièces. L'état mental du sujet nous est encore utile à connaître.

J'ai publié autrefois dans la thèse de Mallet de curieuses observations qui démontrent qu'il est des malades qui exagèrent ou inventent des maladies pour subir des opérations.

J'ai désigné cette singulière tendance sous le nom de manie opératoire [1].

Dans certains cas d'ailleurs l'évolution des troubles subjectifs peut fournir au clinicien d'importants renseignements. Quand ceux-ci dépendent non de la lésion périphérique, mais d'une altération primitive de la cénesthésie ils aboutissent plus ou moins rapidement à des formules délirantes complexes dont les caractères rendent toute erreur impossible.

La recherche de la douleur si nécessaire pour arriver à un diagnostic précis peut présenter toutefois chez les hypocondriaques des inconvénients réels : sans admettre, comme je l'ai dit ailleurs, les opinions de Dubois de Berne dont je repousse les exagérations, j'estime que le médecin peut jouer le rôle le plus néfaste.

---

1. Un de mes élèves, de Clérambault, l'a mieux désigné sous le nom de masochisme.

Il peut inconsciemment faire naître la douleur, l'entretenir, voire même l'aggraver dans des proportions notables.

Son attitude vis-à-vis du malade, sa manière de procéder à l'examen, le temps exagéré qu'il met à analyser les symptômes peuvent dans certains cas fournir à la préoccupation du malade un aliment important. La responsabilité du médecin devient grande aussi bien dans la formation du délire que dans son évolution.

J'ai longuement indiqué les règles à suivre dans les divers cas qui peuvent s'offrir à l'intervention[1].

Acte opératoire. — Pour que le résultat thérapeutique puisse être utilement interprété, l'acte opératoire doit dans tous les cas être appliqué de la même façon, selon une technique uniforme et par le même opérateur. C'est une condition indispensable de la méthode.

On comprend en effet que la variété des procédés opératoires, l'habileté différente des opérateurs qui les appliquent soient de nature à modifier notablement les résultats obtenus.

Tel procédé donne des résultats meilleurs que tel autre. Tel opérateur réussira où un' autre a échoué avec des procédés semblables. En cas d'échec au point de vue mental on devra tenir compte de ces conditions opératoires avant de chercher la cause ailleurs.

Voilà ce que doit être la conduite de l'expérience. Celle-ci

1. Picqué, Sur les conditions de l'intervention chirurgicale chez les hypocondriaques. *Revue de Psychiatrie.* Juin 1906.

est maintenant terminée. Il faut mettre tous les éléments précédents en série.

La méthode a fourni à la statistique des constantes difficiles à isoler (espèces morbides toujours identiques et actes chirurgicaux semblables).

Dans une statistique rigoureusement scientifique il faut en effet que les parties qui la constituent soient comparables entre elles et strictement superposables: à des éléments semblables répondent des résultats comparables et scientifiquement probants, tandis qu'à des éléments d'apparence identique correspondent des résultats contradictoires et souvent diamétralement opposés.

Dans les conditions que nous avons indiquées, il est alors possible d'aboutir à des conclusions précises sur la valeur de l'acte chirurgical. Si la guérison mentale coïncide en effet avec celle de la lésion, il nous sera permis d'affirmer que le trouble mental est sous la dépendance de la lésion périphérique.

Contrôle des résultats. Il faut maintenant contrôler les résultats mis en série. Or, à la suite de l'intervention, le délire a disparu le plus souvent, mais il peut persister encore. Quelques auteurs rejetant à priori la doctrine de la subordination des troubles mentaux aux lésions somatiques invoquent pour la combattre des arguments d'ordre général sans se soucier d'ailleurs des résultats obtenus.

Bien qu'il s'agisse de faits négatifs et qu'à ce titre ils ne

sauraient être opposés aux faits positifs de l'observation expérimentale, je les examinerai rapidement.

Ils sont de deux ordres : 1° On objecte que les sujets
atteints de lésions périphériques de nature infectieuse ne
deviennent pas tous mélancoliques.

La réponse est facile et c'est la psychiatrie qui nous la
donne en nous apprenant à connaître les divers états dégénératifs héréditaires ou acquis qui expliquent la prédisposition d'un sujet à délirer.

Celle-ci nous fixe la part qui revient à la maladie et au
malade. Les deux éléments (prédisposition délirante et
cause occasionnelle infectieuse) sont inséparables. J'ai sou-
tenu cette opinion dans la thèse de mon élève Privat et
récemment encore à la Société d'obstétrique en 1911[1]. On
comprend aisément que là où la prédisposition vient à
manquer l'infection surtout quand elle est peu intense ne
saurait engendrer des troubles mentaux.

Mais on objecte encore que les prédisposés infectés ne
deviennent pas tous mélancoliques.

On peut tout d'abord rappeler que la prédisposition variable selon les sujets a besoin pour se mettre « en mouvement » d'un élément étiologique d'une certaine intensité.
La pathologie générale nous renseigne également sur les

---

1. Privat de Fortunié, *Thèse* Doctorat en médecine, Paris.

Picqué, L'obstétrique, *Archives mensuelles*, juillet 1911 et *Société d'obstétrique*, juin 1911.

conditions de la propagation à l'organisme tout entier d'un foyer septique localisé et nous apprend à connaître ses éléments de résistance.

On comprend donc que dans des conditions en apparence semblables au point de vue de la prédisposition et de l'infection localisée l'organisme puisse ou non résister à l'infection générale.

L'anatomie pathologique nous montre en outre les lésions qui peuvent se produire dans ces cas du côté des cellules cérébrales et voilà ainsi expliqués des faits en apparence contradictoires.

De la coïncidence. — La plupart des auteurs reconnaissent les résultats obtenus mais invoquent la coïncidence pure et simple de l'acte opératoire avec la guérison du délire et refusent à l'intervention toute valeur curative. Dans certains cas en effet la guérison peut se produire en dehors de toute intervention, et la psychiatrie nous démontre que les accès de délire puerpéral peuvent guérir spontanément.

Mais d'autre part une lésion infectieuse peut guérir de même, et c'est là une notion qui semble échapper à beaucoup d'aliénistes. N'est-il pas rationnel d'admettre alors que la guérison du délire ne se produit dans ces conditions que lorsque la lésion utérine a pu elle-même guérir spontanément.

Si en effet un foyer d'infection locale peut s'éteindre

seul, et la chirurgie nous en fournit de nombreux exemples, il est naturel de voir disparaître en même temps l'accès délirant qui en a été la conséquence.

Le rapport de causalité n'en est pas moins solidement établi. C'est ce qu'avaient observé les anciens cliniciens ; nous en avons nous-mêmes publié un cas intéressant (Privat, thèse, obs. 21)[1].

Jadis les faits étaient peu nombreux pour entraîner la conviction, parce qu'ils étaient le résultat de la simple observation clinique : aujourd'hui leur nombre a augmenté grâce à l'intervention et ceux-ci constituent de précieux documents.

Les conditions dans lesquelles les guérisons se produisent doivent également être tenues en sérieuse considération. Il ne suffit pas en effet que la guérison mentale survienne un temps quelconque après l'acte opératoire. Il faut que celle-ci soit rapide.

J'ai noté avec beaucoup de soin dans une série d'observations publiées dans un article de la revue de psychiatrie en 1905 (les infections latente d'origine utérine et leur im-

---

1. Il s'agit d'une femme de 23 ans, chez laquelle l'examen gynécologique a démontré l'existence d'une infection utérine consécutive à un accouchement récent. La forme de son délire est celle d'un délire infectieux. La malade a pu guérir avant toute intervention, mais à ce moment les lésions infectieuses étaient en voie de régression comme le dénote le dernier examen pratiqué par M. Picqué. On peut donc admettre que la malade a guéri seule de l'infection et du délire et que par conséquent la deuxième était la conséquence du premier (note de M. Privat).

portance en médecine mentale) le temps écoulé entre l'acte opératoire et la guérison du délire ; dans 13 cas au moins de mes observations, la guérison s'est faite rapidement. Chez 4 malades internés depuis longtemps elle a été de 6, 9, 26 et 29 jours. On comprend l'importance doctrinale de semblables résultats.

Beaucoup d'auteurs, Joffroy en particulier dans une leçon sur les psychoses post-opératoires, invoquent pour expliquer les guérisons une action suggestive ou auto-suggestive qui serait susceptible de faire valoir chez les sujets observés, des prédispositions créées par l'hystérie ou par la dégénérescence. Or cette opinion est à la rigueur recevable quand il s'agit de symptômes purement subjectifs. Elle n'a plus de valeur lorsqu'il existe des lésions matérielles.

L'histoire du délire de possession en particulier montre que les opérations simulées qui ont été pratiquées depuis A. Paré (on en a noté 27) ont toutes échoué[1].

Chez la malade atteinte d'un délire de possession et dont j'ai publié l'histoire, un médecin avait simulé une opération. Cette tentative échoua comme dans les faits notés antérieurement. La présentation d'une couleuvre que la malade croyait avoir dans l'estomac ne put convaincre celle-ci parce qu'il existait un substratum organique. On comprend que dans les cas analogues la suppression de

---

1. Toutes ces observations ont été analysées dans un autre chapitre.

la lésion quand elle existe soit la seule intervention rationnelle quel qu'en soit d'ailleurs le résultat.

Les auteurs qui contestent l'utilité des opérations simulées se basent en général sur l'origine primitive des accidents cérébraux. Mais alors le point de vue est tout à fait différent.

On voit d'après ce qui précède que la disparition du délire peut suivre de près celle de la lésion et dans des conditions probantes.

Des échecs,
de leurs causes.

Mais il n'en est pas toujours ainsi. Des retards dans la guérison, des rechutes après l'intervention peuvent se produire : parfois on peut observer la persistance du délire : c'est l'échec absolu.

Des facteurs divers interviennent qu'il faut envisager. Il faut tout d'abord tenir compte du temps qui s'est écoulé entre le début de la maladie et l'intervention. Hobbs en Amérique avait déjà insisté sur ce point.

Tel délire peut guérir si l'on vient à supprimer sa cause dès son apparition mais devient incurable si l'on n'intervient pas à temps. En ce qui concerne l'infection, l'intoxication prolongée des centres nerveux y produit des lésions incurables dont la pathologie générale a indiqué le mécanisme et dont l'anatomie pathologique est parvenue à déceler la nature. Les travaux faits en France par G. Ballet et M. Faure sur l'altération des cellules cérébrales sont particulièrement intéressants. L'affection

périphérique a entraîné secondairement une affection cérébrale désormais incurable que certains auteurs rapprochent
de la démence précoce.

C'est ainsi que le retard apporté à l'intervention vient
expliquer beaucoup d'insuccès thérapeutiques qu'on ne
manque pas d'exploiter contre la doctrine des origines
périphériques de la folie. Ainsi est-il utile aussi bien au
point de vue pratique que doctrinal de supprimer rapidement
dans le délire l'élément étiologique in ectieux.

Peut-on abandonner celui-ci aux chances aléatoires
d'une guérison spontanée. Nous avons déjà dit que celle-ci
pouvait se produire et expliquer dans certains cas la disparition du délire. Mais dans quelles proportions le résultat
est-il obtenu ? Il serait intéressant de pouvoir fixer le
pourcentage des guérisons avec ou sans intervention.

Il est pas possible de fournir actuellement une semblable statistique et l'on ne peut songer à en constituer les
éléments en raison des dangers qui pourraient en résulter
pour les malades.

Or certains faits de la pratique viennent nous fournir des
indications intéressantes. Telle femme a accouché un certain nombre de fois avec psychoses consécutives. La durée
de chaque psychose peut être facilement déterminée. Si
donc une psychose traitée chirurgicalement présente une
durée moindre que celles auxquelles aucun traitement
n'a été appliqué, on est en droit d'admettre que l'inter-

vention a présenté tout au moins l'avantage en supprimant rapidement le foyer infectieux d'abréger la durée de l'accès délirant et de mettre la malade à l'abri de l'incurabilité (les chances de celle-ci augmentant avec la durée de la psychose).

Nous avons publié plusieurs cas de ce genre.

Malheureusement il existe une cause d'erreur qu'on ne peut éviter. La durée de la psychose est susceptible en effet de varier selon les formes de l'infection et il n'est pas possible de fixer même approximativement le degré de l'infection dans les psychoses antérieures.

Quoi qu'il en soit, il résulte des considérations précédentes que le retard apporté à l'intervention donne une explication satisfaisante des différences que l'on peut observer dans les résultats de l'intervention pour foyers infectieux (retard et absence de guérison). Il est rationnel d'admettre que plus l'intervention a été rapide moins l'infection générale est profonde et plus la guérison est facile à obtenir.

Parfois cependant la guérison survient rapidement dans des conditions en apparence défavorables. Dans une de mes observations la malade avait accouché six ans auparavant : le traitement dirigé contre l'infection amena néanmoins une guérison rapide.

Dans les cas d'hypocondrie où l'infection n'est pas en cause, le terrain hypocondriaque a été préparé ou aggravé par des causes qui diffèrent des précédentes.

La guérison dépend encore de la rapidité de l'intervention.

Les malades traités tardivement guérissent plus lentement ou deviennent incurables.

Nature de l'infection. — Celle-ci constitue un nouvel élément dont il faut tenir le plus grand compte.

Les lésions à foyers multiples et parfois difficiles à atteindre, certaines dispositions complexes du foyer unique ont été parfois la cause de retard dans la guérison. Quand un des foyers est resté méconnu, le délire peut encore persister, parce que l'intervention n'a pas été complète. J'en ai publié des cas.

De la prédisposition. — Nous avons indiqué plus haut le rôle de la prédisposition dans la genèse du délire. Or, Latapie dans un travail fait sous mon inspiration a étudié l'influence de la prédisposition sur la forme et la curabilité du délire : c'est une intéressante application de la doctrine de Morel.

En ce qui concerne le délire d'origine infectieuse c'est la prédisposition qui commande en quelque sorte la forme clinique : dès lors on peut préjuger d'avance le résultat de l'intervention, prédire le retard de la guérison ou l'incurabilité du trouble mental.

Les formules délirantes précises (idées de persécution, illusion, interprétations délirantes, hallucination de l'ouïe) dénotent un état dégénératif plus ou moins prononcé.

Dans ce cas l'infection s'est bornée à « mettre en marche » la prédisposition et le trouble mental ainsi amorcé par l'infection prend souvent une existence indépendante. L'intervention reste alors sans influence sur la marche du délire.

Dans d'autres cas, la prédisposition est peu marquée et on observe surtout la dépression, le découragement, les idées d'indignité, de culpabilité, d'auto-accusation, les idées de suicide, les préoccupations hypocondriaques. Dans ces conditions l'intervention agit d'ordinaire rapidement et amène la rétrocession du délire. Aussi donc la rapidité plus ou moins grande de l'intervention, la forme anatomique de la lésion, le degré de la prédisposition fournissent des renseignements indispensables dans l'appréciation des résultats.

Récidive. — Des récidives surviennent parfois après l'intervention et ont été souvent invoquées contre la doctrine des influences périphériques.

Un temps plus ou moins long s'écoule pendant lequel la guérison reste complète. Puis le délire reparaît.

Pour comprendre la possibilité des récidives, il faut remonter à la notion même de la dégénérescence mentale héréditaire ; celle-ci prédispose d'une façon toute particulière au délire, l'affection chirurgicale n'intervient le plus souvent que comme cause déterminante. Chez les sujets qui en sont atteints l'affection chirurgicale a entraîné le délire comme aurait pu le faire une cause d'ordre moral, dès lors une fois guéris par l'intervention du trouble psychique qui les avaient amenés à l'asile ils n'en restent pas moins exposés à toutes les secousses qui peuvent ramener chez eux un état délirant.

Ils ont pu délirer avant l'affection chirurgicale, sous l'influence de la prédisposition comme ils le font une fois la lésion guérie et sous l'influence d'une cause quelconque.

C'est ainsi qu'il faut comprendre la guérison des délires après l'intervention dans le plus grand nombre de cas et leur retour possible à une époque plus ou moins éloignée.

Chez une de mes malades, la récidive est survenue 7 ans après l'intervention, provoquée par une impression morale très vive et dans des conditions que j'avais prévues à l'avance : elle n'a duré que peu de temps.

Ainsi envisagées, les récidives ne sauraient amoindrir la conception du somatisme périphérique pas plus que la valeur des résultats obtenus sur le terrain de la pratique.

Le chirurgien se trouve d'ailleurs dans la même situation que le psychiâtre qui guérit ses malades avec les ressources dont il dispose : le médecin ne se trouve-t-il pas dans une situation identique vis-à-vis d'un malade qu'il a guéri d'une affection organique, mais qu'il voit revenir à lui au bout d'un temps plus ou moins long avec une récidive de sa première affection, provoquée souvent par l'inobservance du régime qui lui a été imposé.

On voit par l'exposé qui précède que la preuve des relations entre certains troubles psychiques et périphériques peut à l'heure actuelle être établie par la chirurgie opératoire aidée des données sur lesquelles s'appuie la méthode et que nous fournissent la psychiatrie, la pathologie générale, l'anatomie pathologique et la clinique.

La chirurgie en multipliant dans les conditions que nous avons précisées des guérisons naguère exceptionnelles nous en donne une démonstration quasi expérimentale : ses résultats doivent prévaloir sur tous les raisonnements.

La pathologie générale et l'anatomie pathologique nous apprennent la nature, les formes diverses et la marche des processus infectieux dans l'organisme ainsi que les conditions de résistance de celui-ci.

La clinique générale et la psychiatrie nous renseignent encore sur les circonstances dans lesquelles se produit le délire, sur l'évolution des troubles somatiques et l'influence de l'hérédité.

Ainsi se trouvent expliqués les résultats variables de l'acte opératoire.

RÉSUME ET CONCLUSIONS

Au commencement du siècle dernier la philosophie servit, comme dans l'antiquité, de guide à la médecine de l'esprit. Cabanis reprenant à 20 siècles de distance les idées d'Aristote et s'inspirant aussi des tendances de la philosophie à la fin du xviiie siècle, fondait la psychologie physiologique et jouait à son époque, comme savant et comme philosophe, un rôle dont nous avons essayé, après bien d'autres, à préciser l'importance.

S'appuyant sur ses idées, beaucoup de médecins aliénistes s'appliquèrent dès cette époque à faire revivre la doctrine galénique concernant les origines extra-cérébrales de la folie.

Il est digne de remarque que ce sont les cliniciens qui, puisant aux sources mêmes de l'observation, étudièrent surtout les rapports qui peuvent exister entre les lésions périphériques et certains troubles mentaux.

Au premier rang nous devons placer Esquirol qui, quoiqu'on en ait dit, resta un clinicien ennemi de tout système et s'appliqua à confirmer sur le terrain de la pathologie et de la thérapeutique les idées de Cabanis.

Plus tard, Loiseau, doué d'un esprit tout différent, devient le chef d'une école somatique qui eut en Baillarger, Azam et Mairet, d'éminents défenseurs.

Morel, dont la doctrine, souvent opposée aux somatistes, était loin cependant d'être aussi exclusive que l'ont prétendu plus tard ses continuateurs, laissait une très large place aux causes périphériques dans la production de la folie. Il soutint d'ailleurs avec une conviction sincère les idées de Azam.

Il faut toutefois reconnaître qu'en dépit des efforts considérables qui furent tentés à cette époque, la doctrine des origines extra-cérébrales de la folie a fait, jusqu'en ces derniers temps, peu de progrès dans notre pays.

Il en fut de même en Allemagne où l'école somatique représentée surtout par Jacobi, aliéniste, avait à sa disposition un matériel clinique considérable.

Seule l'école somatique chirurgicale américaine devait 60 ans plus tard, pour des raisons que nous indiquons plus loin, et malgré de retentissantes erreurs avoir une destinée toute différente.

Comment donc expliquer le discrédit dans lequel sont tombées les écoles somatiques française et allemande. Outre que leurs tendances se trouvaient en opposition avec les acquisitions nouvelles de la psychiatrie, on pouvait aussi incriminer le manque de rigueur scientifique des documents sur lesquels elles s'appuyaient.

D'autre part, des erreurs de classification nosologique maintenaient la folie sympathique dans un cadre trop étroit, et diminuaient ainsi, dans une proportion notable, le nombre des faits positifs.

Quoi qu'il en soit ces écoles ont rencontré partout des détracteurs parce que leurs travaux reflétaient les préoccupations doctrinales de l'époque.

Il est intéressant de remarquer que si l'école somatique ancienne fut à la fois médicale et philosophique et si elle a puisé dans l'œuvre d'Aristote une grande partie de son influence, les écoles contemporaines ont justement échoué dans leurs efforts parce que leurs chefs semblaient mettre leur doctrine médicale au service des opinions philosophiques courantes.

En ce qui concerne l'école française fondée par Loiseau, l'effort dirigé contre elle au milieu du siècle dernier fut considérable.

En dehors des raisons que j'ai déjà indiquées, beaucoup lui reprochaient encore de constituer une nouvelle entité morbide.

J'ai démontré d'ailleurs que ce reproche était peu justifié ; la folie sympathique renferme les formes habituelles de l'aliénation mentale et n'a de spécial que son origine.

En vérité, cette conception de la folie que l'auteur avait

fondée surtout sur les idées de Pinel et d'Esquirol fut battue en brèche parce que le terme sous lequel il l'avait désignée, laissait entrevoir une psychiatrie métaphysique que semblaient confirmer les conclusions singulières auxquelles il avait abouti et aussi parce que la doctrine tout entière, comme nous nous sommes appliqués à le montrer, apparaissait comme un instrument de doctrine aux mains de ceux qui luttaient encore contre le spiritualisme.

A ce point de vue, elle pouvait bien donner satisfaction à beaucoup, mais elle parut toutefois trop sacrifier à des tendances philosophiques le souci d'une documentation scientifique irréprochable.

De même en Allemagne, l'école n'avait pu s'affranchir de préoccupations philosophiques ; celle-ci resta empreinte de spiritualisme : la doctrine, malgré les nombreux documents cliniques sur lesquels elle s'appuyait, manquait dès lors de précision. Jacobi ne put exercer aucune influence scientifique sérieuse et son œuvre resta même presque inconnue dans notre pays. L'école de Wundt ne devait d'ailleurs pas tarder à l'éclipser complètement.

C'est ainsi que des erreurs d'école firent perdre un terrain acquis par la clinique depuis de longs siècles et détournèrent pour longtemps les esprits de l'étude des influences somatiques dans la production de la folie.

Or si toutefois on admet que la prédominance accordée aux origines extra-cérébrales de la folie a pu être exagérée pendant la longue traversée des âges et jusqu'à notre époque en raison des causes diverses que nous venons de rappeler, il convient néanmoins de ne pas tomber dans un excès contraire.

S'il est démontré aujourd'hui grâce en partie aux efforts de l'École française que les troubles de l'idéation sont liés le plus souvent à des lésions primitives du cerveau, il n'est cependant pas permis de conclure qu'ils ne peuvent dans certains cas être consécutifs aux lésions d'organes périphériques et l'on est bien en droit, sans toucher à l'œuvre scientifique de notre époque, de tenir compte des documents cliniques que nous ont légués les précédents siècles.

Or voici que certains pathologistes cherchent encore, comme nous l'avons vu, à agrandir le terrain des folies primaires et puisent à des sources philosophiques des doctrines hypothétiques.

Pour comprendre ce retour manifeste à des tendances dont la psychiatrie cherche, il faut le reconnaître, à se libérer de plus en plus, il convenait de considérer dans leur but et aussi dans les résultats obtenus, les deux grandes écoles qui, en Allemagne et en France, se disputent actuellement la prédominance.

Wundt, physiologiste et philosophe, en fondant au siècle dernier sa célèbre école voulait, après la décadence de l'école idéaliste allemande, entraîner la psychologie dans une voie scientifique.

PICQUÉ. 13

Son influence fut très grande au début, parce que grandes avaient été les espérances qu'on avait fondées sur elle.

Mais ses résultats se sont bornés à ces espérances mêmes. Elle ne put en réalité porter ses efforts que sur des faits élémentaires et n'a encore abouti qu'à des essais sur le terrain normal.

Ribot le grand philosophe français contribua également dans notre pays, par une voie très différente, aux progrès de la psychologie.

Comprenant les lacunes de la méthode physiologique, il reprit les idées de Cabanis sur le rôle que jouent les maladies dans la statique cérébrale et orienta la psychologie vers la pathologie en créant la psycho-pathologie qui éclipsa l'école allemande au congrès de Rome et fournit à la psychologie de précieuses acquisitions.

Et c'est ainsi que sans prétendre donner de la vie psychologique une formule organique que sa rivale n'a d'ailleurs pu fixer encore, l'école française, par la méthode qui sert de base à ses travaux, lui a fourni tout ou moins dans de précieuses acquisitions une véritable formule scientifique. D'ailleurs Ribot sut utiliser lui-même les données de la physiologie. C'est en s'appuyant sur elles qu'il a pu étudier l'origine de nos connaissances, fixer le rôle de l'organisme dans la formation du moi et arriver ainsi à établir la constitution de la personnalité à l'état normal. J'ai rappelé, d'autre part, comment il avait su, en outre, en se ralliant avec

H. Spencer au principe de l'évolution et de l'hérédité, libérer la doctrine de la formation des idées de « l'illusion métaphysique ».

La conception de Ribot est encore hypothétique mais elle permet d'expliquer les modifications qui peuvent se produire à l'état physiologique dans la personnalité et le caractère : nous avons encore exprimé l'opinion que celle-ci pouvait guider utilement le pathologiste dans l'étude de certains troubles de l'affectivité et de l'humeur chez des sujets dont les extrémités sensibles se trouvent altérées dans leur structure.

Sous ce rapport les travaux de Ribot sont susceptibles de rendre à la psychiatrie de précieux services et ses éminents disciples s'appliquent à démontrer chaque jour dans d'importants travaux ceux qu'elle peut lui rendre encore.

Il est cependant incontestable que l'école allemande malgré ses lacunes a conservé encore des adeptes dans notre pays, probablement parce que les tendances scientifiques et philosophiques, de son chef, sont particulièrement en faveur à notre époque.

Certains psychiatres, à l'heure actuelle, subissent encore son influence et essaient avec les éléments incomplets que l'école a fournis jusqu'à ce jour sur la physiologie cérébrale, de fonder une physiologie pathologique.

La doctrine médicale de la cénesthésie qu'on oppose systématiquement aujourd'hui à celle des origines périphé-

riques pour expliquer certains troubles mentaux paraît bien
dériver de l'enseignement du philosophe de Leipsick.

Ses partisans invoquent pour la doctrine une base scientifique, mais celle-ci reflète l'esprit philosophique ancien
parce qu'elle ne repose encore que sur une hypothèse et
qu'elle écarte des faits qui semblent positifs. Si elle
s'adapte à un certain nombre de faits exacts, l'exclusivisme
qu'on réclame pour elle ne semble pas justifié.

En refusant un rôle à la cénesthésie périphérique, et en
lui opposant systématiquement une conception qui n'a encore reçu aucune consécration scientifique, certains aliénistes ne tendent rien moins qu'à rejeter la psychiatrie hors
de la médecine ordinaire, en la réduisant à une psychologie morbide dépourvue d'applications pratiques.

La psychologie peut éclairer la psychiatrie mais elle doit
le faire avec prudence. Elle manque véritablement son but
quand elle aide celle-ci à repousser tout ce que la médecine
nous a appris jusqu'à ce jour. En lui apportant des théories
invérifiables elle cesse d'être pour elle une auxiliaire utile
et risque même de retarder son évolution parce qu'elle
enlève alors à la thérapeutique un champ légitime d'action
et qu'elle paralyse ainsi tout effort dans l'avenir.

Depuis quelques années, un mouvement s'est heureusement dessiné qui ramène la psychiatrie vers la clinique
pure et c'est ainsi que sous son influence le problème des
origines extra-cérébrales de la folie s'est posé à nouveau

comme au commencement du xix⁰ siècle à l'attention des aliénistes.

L'étude des psychoses symptomatiques est à l'heure actuelle activement menée. Tout d'abord en 1890 nous voyons réapparaître l'antique notion du traumatisme dans l'étiologie de la folie.

Deux ans après, le rôle des infections et des auto-intoxications dans certaines formes généralisées du délire est envisagé au congrès de la Rochelle puis dans d'innombrables travaux. Pour des raisons nosologiques que nous avons indiquées les formes aiguës qui ont été décrites ne sauraient évidemment pas rentrer dans le cadre des délires d'origine périphérique bien que la cause soit extra-cérébrale.

Je me suis toutefois appliqué à démontrer que les formes chroniques en avaient été distraites à tort.

On recherche à l'heure actuelle dans des troubles périphériques l'origine de certains états mentaux comme la mélancolie et l'hypocondrie. La mélancolie tend à disparaître comme entité morbide et l'on décrit désormais des états mélancoliques.

De ceux-ci il en est qui rentrent dans le syndrome des psychoses organiques.

Pour les autres on admet actuellement que beaucoup d'affections sont susceptibles de leur donner naissance. Les maladies de l'estomac y tiennent une place importante. Les psychoses digestives à forme mélancolique sont étudiées par les médecins et les aliénistes.

Mais par un singulier ostracisme, il n'est accordé aucune place aux affections chirurgicales dans le syndrome mélancolique. Je me suis appliqué à combler cette lacune avec l'aide de mon élève Latapie.

La folie sympathique elle-même vient de reparaître il y a peu de temps dans l'enseignement du regretté professeur Joffroy.

De même l'hypocondrie sympathique est à notre époque en France et à l'étranger l'objet d'études importantes. Les faits se multipliant grâce à ces nombreux travaux il devient possible de reprendre utilement l'étude des relations des lésions périphériques avec certaines formes du délire.

Mais pour éviter de retomber dans les erreurs passées il convient de ne plus s'écarter des tendances actuelles et d'envisager les faits au point de vue exclusivement clinique.

C'est ce qu'a su comprendre l'école somatique chirurgicale américaine.

Fondée dans la patrie de W. James par des hommes empreints de cet esprit pragmatique qui représente si bien les tendances natives de leur race, cette école dès son origine s'est tenue exclusivement aux applications pratiques.

Malheureusement le dédain de certains de ses partisans pour toute méthode scientifique entraîna des abus regrettables qui valurent à l'école, dans le monde entier, des attaques justement méritées.

Il faut cependant reconnaître que les résultats obtenus à l'heure actuelle sur le terrain clinique sont encourageants pour l'avenir de la psychiatrie.

Mais chaque pays a ses tendances et l'esprit français ne pouvait accepter les tentatives parfois hasardeuses qui avaient été faites à l'étranger chez les aliénés.

Longtemps avant le congrès de Montréal (1897) où furent publiés les premiers résultats de l'école américaine, j'avais été amené à poser le premier en France devant les pouvoirs publics la question de l'intervention chez les aliénés ; j'ai indiqué dans mon « Aperçu historique » les difficultés de toutes sortes que je dus surmonter à cette époque pour organiser l'assistance chirurgicale des aliénés.

Je n'y parvins qu'en mettant en lumière le rôle humanitaire de cette chirurgie tel qu'il m'avait apparu tout d'abord : assimiler l'aliéné à un malade ordinaire et l'opérer comme on le ferait s'il était libre, en s'appuyant sur les indications ordinaires de la chirurgie.

La société n'a-t-elle pas en effet l'impérieux devoir de faire bénéficier de la chirurgie, les malades qui au cours d'un internement temporaire sont atteints d'affections intercurrentes susceptibles d'entraîner rapidement la mort ou les priver de l'usage d'un membre si elles ne sont pas traitées à temps et les mettre ainsi dans l'impossibilité de subvenir à leurs besoins ou à ceux de leurs familles une fois rentrés dans la vie commune.

C'est cette conception simple et débarrassée des fausses doctrines qui avaient si longtemps compromis la chirurgie chez les aliénés que je pus enfin faire prévaloir.

La pratique de cette chirurgie devait cependant démontrer que chez certains aliénés, contrairement à l'opinion trop exclusive d'Esquirol, la suppression d'une lésion physique était susceptible d'aggraver l'état mental. Il fallait dès lors s'appliquer à fixer avec précision les formes mentales susceptibles de créer des contre-indications opératoires et c'est ainsi que je me suis trouvé dès le début dans l'obligation de pénétrer dans le domaine de la psychiatrie.

Mais en même temps l'observation permettait d'établir que dans un certain nombre de cas, l'intervention est susceptible de guérir en même temps l'affection locale et le trouble mental.

C'est alors que pour la première fois, la question des origines extra-cérébrales de la folie se présenta à mon attention. La clinique laissait ainsi entrevoir des indications thérapeutiques nouvelles et orientait la chirurgie du côté des doctrines.

Déjà en envisageant dans ma préface, les rapports de la psychologie avec la doctrine des origines extra-cérébrales de la folie, j'ai insisté sur la nécessité de dégager la méthode scientifique des conceptions philosophiques avec lesquelles on l'a souvent confondue à tort. Mais j'ai en même temps rappelé qu'il était conformé aux règles de la méthode de généraliser dans une doctrine provisoire les faits soumis à l'observation ; c'est ainsi que j'ai été amené à emprunter à la psychologie scientifique l'hypothèse qui a servi de base à mes études et c'est en m'associant sur le terrain de pathologie avec les philosophes qui cherchent à la périphérie la source de nos idées, que j'ai pu étudier avec profit les origines extra-cérébrales de certains délires et jeter, en ce qui les concerne, les bases d'une thérapeutique rationnelle.

Quoi qu'il en soit, la clinique doit rester le fondemert de la chirurgie des aliénés.

Celle-ci ne doit différer de la chirurgie ordinaire que par les éléments cliniques spéciaux qu'elle présente et qui lui sont fournis par l'état cérébral du sujet. Aux indications et contre-indications ordinaires de la chirurgie viennent donc s'ajouter des indications et contre-indications d'ordre mental.

Ainsi envisagée la chirurgie des aliénés doit être considérée comme une branche nouvelle de la chirurgie et elle doit intéresser au même titre chirurgiens et aliénistes, si l'on veut bien se rappeler que le terme aliéné n'a qu'un sens administratif et doit comprendre tous les psychopathes internés ou non.

Les contre-indications opératoires dans les psychopathies intéressent plus particulièrement les chirurgiens et je consacrerai à leur étude une partie importante de mon deuxième volume.

L'indication mentale peut également intéresser le chirurgien dans les conditions que je m'appliquerai à établir mais elle doit surtout préoccuper le médecin aliéniste puisqu'elle découle des relations qui peuvent exister entre le trouble mental et la lésion périphérique. On comprend que si la chirurgie peut remplir utilement l'indication mentale elle est appelée à jouer en psychiatrie un rôle doctrinal important.

Mais il faut au préalable établir sur des bases certaines, les rapports de la lésion périphérique avec le trouble mental. Or les éléments du problème clinique sont extrêmement complexes.

La détermination et la délimitation des espèces morbides mentales, l'examen somatique lui-même présentent parfois de grandes difficultés, sur lesquelles nous avons insisté. Dès lors pour se mettre à l'abri d'erreurs possibles, une méthode scientifique était indispensable.

Tel est le but de la méthode chirurgicale dont j'ai fixé dans ma préface les principes et les éléments. Elle permet d'établir d'une façon rigoureusement scientifique les conditions de l'observation, d'assurer le contrôle des résultats obtenus, et de donner ainsi l'interprétation des divergences trop souvent invoquées contre la réalité des rapports entre la lésion périphérique et le trouble mental (retards, absences de guérison ou récidives se présentant parfois à une époque plus ou moins éloignée de la guérison opératoire).

Les résultats fournis par cette méthode ont en outre permis de modifier les formules un peu trop étroites qui avaient été admises jusque-là par les partisans de la folie sympathique.

C'est tout d'abord la notion de l'infection si vivement combattue dans l'étiologie des folies d'origine périphérique qui selon moi doit se substituer dans un grand nombre de cas aux données incertaines de l'anatomo-physiologie qui n'avaient pas peu contribué à discréditer en France la folie sympathique. Celle-ci rentre désormais dans le cadre de la folie symptomatique : la conception des rapports qui unissent la lésion locale avec les troubles mentaux se trouve ainsi élargie et plus facilement acceptable.

Mais le domaine de la folie symptomatique peut, d'autre part, être étendu de beaucoup. Avec Loiseau, Azam, Mairet et Régis en France, Hobbs et Rohé en Amérique, la gynécologie était considérée comme la seule branche de la chirurgie susceptible de fournir des éléments indiscutables aux partisans des origines extra-cérébrales du délire. Or de nombreuses observations personnelles me permettent maintenant d'établir que la chirurgie tout entière peut mettre en évidence les relations qui existent entre les lésions d'or-

ganes et de tissus et certaines formes de la folie, qu'il s'agisse
d'ailleurs de l'homme ou de la femme : ainsi le cadre étiologique des délires se trouve lui-même notablement élargi.

Que pouvons-nous conclure de cette étude ?

L'École clinique, par ses tendances, révolutionne aujour-
d'hui la psychiatrie. La chirurgie par les résultats qu'elle
a obtenus sur le terrain de la pratique mérite de prendre
place à côté de la médecine dans une lutte désormais nécessaire contre un passé de décevantes doctrines.

Grâce à cette union, la science des maladies de l'esprit
débarrassée des obstacles qui jusqu'alors ont gêné son
évolution et mieux éclairée sur l'origine d'un certain
nombre de psychoses pourra s'orienter davantage vers la
thérapeutique, but suprême de nos efforts.

DOCUMENTS JUSTIFICATIFS

Nota. — Toutes ces observations sont *personnelles* et ont trait à des malades que *j'ai opérés moi-même* dans mon service du Pavillon de chirurgie à l'asile clinique Sainte-Anne. Elles ont été rédigées par les soins des médecins aliénistes dans le service desquels se trouvent les malades ou revues par eux dans leur partie essentielle (diagnostic de l'affection mentale, résultat post-opératoire au point de vue mental).

Le nombre en est restreint parce que je ne suis jamais intervenu que sur les indications de la chirurgie ordinaire et que je me suis toujours tenu à l'écart de la chirurgie doctrinale.

J'ai procédé en outre à une revision attentive de tous les cas que j'ai observés.

J'ai éliminé un très grand nombre d'observations portant la mention amélioration.

Quelques-unes cependant ont été mentionnées parce que l'amélioration avait été si rapide et était tellement prononcée que la sortie de l'asile a pu être accordée et que le médecin du service a pu affirmer une guérison prochaine. *Tous les malades dont je rapporte l'observation ont d'ailleurs quitté l'asile.*

Les observations précitées sont en très petit nombre : elles ont été publiées à la Société de chirurgie en collaboration avec le Dr Febvré, médecin en chef des asiles, qui a admis dans ces cas le rapport de causalité entre le trouble mental et la lésion périphérique et m'a autorisé à les mettre en série.

Chez tous les autres malades le délire tout entier a disparu après l'opération. J'ai laissé également de côté les cas où la guérison a été complète mais où la récidive des troubles mentaux s'est produite rapidement. Ces cas ont été publiés dans mon Recueil de faits cliniques (in Travaux du Service).

Les premiers cas que j'ai eu l'occasion d'observer remontent à plus de 25 ans. Le premier date de l'année 1884 (voir page 209). Dès l'année 1892, je les ai signalés dans un rapport adressé à M. le Préfet de la Seine (Recueil de travaux, 1er volume).

Ils ont trait surtout à des états mélancoliques persistants qui guérirent à la suite de l'intervention.

J'ai communiqué ces observations à la Société de chirurgie le 1ᵉʳ mars 1898. Elles sont au nombre de 3.

1° Dans un cas il s'agissait d'une malade qui était venue à l'hôpital avec des accidents d'étranglement herniaire. L'opération avait été pratiquée de suite : malheureusement l'intestin était sphacélé et un anus contre nature fut établi. Peu de temps après, cette malade était prise d'un accès de mélancolie anxieuse avec tendance au suicide. Envoyée à Sainte-Anne, puis de là à Ville-Évrard, où je la retrouvai dans le service de mon collègue et ami le Dʳ Febvre. L'écoulement des matières était très abondant et cette pauvre femme accusait par moment un véritable désespoir et parlait constamment de ses projets de suicide. Je priai mon collègue des hôpitaux, Chaput, de venir la voir et de tenter une opération. Après une première tentative infructueuse, il réussit à la guérir définitivement. Dès ce jour son état moral s'améliora rapidement et elle put au bout de quelques semaines quitter l'asile *complètement guérie*.

Nota. — Il s'agissait d'une névropathe avec antécédents héréditaires.

2° J'ai cité à la Société de chirurgie l'histoire d'un malade chez lequel une cystotomie sus-pubienne avait produit un état semblable qui l'avait amené à Ville-Évrard dans le service de M. Marandon. La guérison de la fistule amena le même résultat que précédemment et le malade put quitter l'asile *complètement guéri*.

3° J'ai eu l'occasion d'observer à l'asile de Vaucluse, un pauvre homme qui avait subi, dans un grand hôpital de Paris, une résection de l'épaule probablement pour une scapulalgie tuberculeuse : il persistait en effet plusieurs mois après l'opération, des trajets fistuleux qui fournissaient une quantité notable de pus et dont l'existence était pour le malade la cause d'un réel chagrin. Mais, de plus, cet homme présentait une double cataracte qui le privait absolument de toute vie sociale. Il était tombé dans un état de mélancolie anxieuse qui l'avait conduit à l'asile.

Chaque fois que j'allais dans son quartier, il me suppliait de lui rendre la vue : j'avoue que l'irido donesis qui accompagnait la cataracte ne m'engageait guère à intervenir.

Comme je lui faisais part de mes inquiétudes au sujet du résultat opératoire, il me répondit simplement : « Qu'ai-je à perdre puisque je suis complètement aveugle. Essayez au moins. » Cette parole me décida et le résultat fut excellent.

Je n'ai jamais vu homme plus heureux et plus reconnaissant. Pendant ce temps les fistules avaient guéri définitivement.

L'état mélancolique prit fin : le malade quitta l'asile guéri.

En 1893 le Dr Febvré médecin en chef des asiles présente à la Société médico-psychologique un cas de délire sympathique que nous avions observé ensemble : un délire survenu au cours d'une psychose chronique (dégénérescence mentale avec troubles de la personnalité) disparaît sous l'influence d'une double intervention chirurgicale : kyste hydatique du ligament large et corps fibreux utérin.

Société
médico-psy-
chologique.

Dans ce cas les lésions somatiques étaient il est vrai postérieures aux premiers symptômes de l'aliénation mentale : mais sous l'influence des douleurs physiques liées à l'existence de deux néoplasmes, le délire primitif s'était accru d'interprétations délirantes et de perversions sensorielles : en somme un délire partiel sympathique s'était greffé sur les éléments délirants primitifs, délire dont les éléments se modifiaient tour à tour suivant les oscillations de l'état de santé général de la malade.

Les modifications constatées après l'opération viennent confirmer le rapport de causalité qui existait entre la lésion et les troubles mentaux surajoutés.

L'examen clinique avait été poursuivi pendant plusieurs mois pour éviter toute cause d'erreur.

L'auteur put constater *la disparition totale de toutes les perversions* sensorielles se rapportant aux organes abdominaux ou à la sphère génitale.

Mais d'autre part, les illusions du goût, les hallucinations de la vue, certains troubles de la sensibilité générale dues probablement à l'interprétation délirante chez une prédisposée ont également disparu. Telle fut l'opinion de l'auteur.

M. Febvré présentait encore en 1898 à la même Société un cas plus important que j'ai pu suivre avec lui. Il s'agissait d'une femme présentant des stigmates physiques de dégénérescence avec un état mélancolique qui semblait lié à un état organique (fibrome utérin).

A la suite d'une intervention le délire entier a disparu.

Après deux ans la guérison était complète. On ne peut nier dans ce cas l'origine sympathique de l'aliénation et invoquer les deux arguments qu'on présente toujours dans les cas analogues.

L'hypothèse d'une forme intermittente de la folie avec longue rémission n'est pas recevable parce que cette rémission n'est pas venue immédiatement après l'opération, mais qu'elle s'est produite par degrés suivant pas à pas l'amélioration de la santé physique et ne s'est affermie définitivement qu'au moment de la disparition des dernières souffrances physiques.

On ne saurait pas non plus admettre chez cette malade un intervalle lucide de longue durée ; en effet les rémissions survenues au début et pendant le cours de la psychose n'ont jamais été complètes : elles ont de plus présenté toujours une très courte durée, brusquement interrompue par l'arrivée des règles et des pertes.

M. Febvré pense qu'il est absolument justifié de croire au retour du fonctionnement normal d'organes déplacés, comprimés par d'énormes tumeurs dont la présence n'entraîne pas seulement une gêne ou une souffrance locale mais une altération étendue à l'organisme tout entier, s'attaquant à la fois à la nutrition et à la circulation provoquant parfois une anémie intense (hémorragies) et disposant en outre l'organisme à des auto-intoxications plus ou moins gravse.

Société de chirurgie.   En 1899 j'ai publié à la Société de chirurgie une statistique portant sur dix-sept malades qui ont fourni 10 guérisons, 2 états stationnaires, 5 améliorations.

Ces observations sont réparties en 3 groupes.

Le premier comprend les malades chez lesquels l'ablation mentale a évolué parallèlement à la guérison des organes génitaux. La guérison à la suite de l'intervention a été complète.

Ces faits favorables à la doctrine de la folie sympathique auraient été plus nombreux si les aliénés avaient dès cette époque pu bénéficier des ressources de la chirurgie.

Dans le deuxième groupe nous avons rangé les délires surajoutés à un délire primitif (type Febvré) et développés à la suite d'obsessions hypocondriaques : M. Febvré a insisté sur le rôle de l'imagination qui déjà chez l'homme sain est un élément de dépression si accusé en face de la douleur physique et a montré qu'elle était capable de créer sous l'influence d'une cause constante quelconque des interprétations délirantes variées ou un délire secondaire surajouté au délire primitif: Il a rappelé encore que chez la femme douée d'une impressionnabilité excessive l'attention toujours appelée vers certaines lésions des organes génitaux, peut dégénérer en une obsession capable de devenir angoissante et de masquer par sa prédominance les anciennes idées délirantes.

Sans prétendre à guérir l'état antérieur d'aliénation, l'acte opératoire dissocie les souffrances physiques et morales et met l'organisme en état de lutter efficacement contre le délire et contre les manifestations dangereuses ; il prévient en outre l'épuisement qui peut résulter de certaines lésions amenant des pertes de sang prolongées et supprime des foyers d'infection qui jouent parfois un rôle prédominant dans la pathogénie de la folie.

Le troisième groupe comprend enfin des interventions très simples qui ont été faites dans le but d'activer la convalescence mentale chez des malades présentant des lésions de peu d'importance mais susceptibles de prolonger un état de malaise indéfinissable avec répercussion sur l'activité en général, parfois caractérisée par la persistance d'une teinte de mélancolie en apparence non justifiée ou de fausses interprétations dues à une imagination en puissance de délire.

Imbécillité simple. Délire surajouté. Kyste ovarique. Amélioration après opération (Société de Chirurgie, 1899). Résumée. — P..., 43 ans, entre dans le service de M. Briand à l'asile de Villejuif, le 5 mai 1884.

Venue de Ville-Évrard avec le certificat suivant : Imbécillité simple ; incapacité de se diriger et de pourvoir à ses besoins. Prognatisme inférieur. Blésite. Idées ambitieuses absurdes.

Examen. — Tumeur abdominale peu développée, globuleuse, indo-

PICQUÉ.   14

lente, et ne donnant lieu à aucune réaction. Au bout de 3 mois, le corps se couvre d'une éruption d'aspect érythémateux.

Le volume du ventre s'est accru rapidement par la production d'un épanchement péritonéal.

En même temps la malade tombe dans un état de demi-stupeur. En 5 mois 8 ponctions abdominales sont pratiquées, donnant chacune en moyenne 10 à 12 litres d'un liquide clair jaune citrin, contenant des flots d'albumine.

Après chaque ponction l'atténuation de l'état mélancolique est constatée. Il ne pouvait s'agir d'une coïncidence et l'on ne pouvait attribuer au hasard le réveil des facultés intellectuelles après la ponction.

Le 15 novembre, la malade entre à l'hôpital Broca, dans le service de M. Pozzi que je remplaçais.

Ablation d'un volumineux kyste de l'ovaire.

Pendant la convalescence opératoire, les facultés intellectuelles se réveillent ; la malade sort de son mutisme habituel et parle d'une manière assez sensée aux infirmières pour que celles-ci puissent croire à une guérison complète.

En réalité l'état d'imbécillité antérieure persistait, mais l'état de vésanie mélancolique qui s'était développé parallèlement à l'évolution de la tumeur avait cessé après l'ablation de celle-ci.

Ce cas est le premier que j'ai eu l'occasion d'observer. J'ai attendu 15 ans avant de le publier.

Mélancolie aiguë. Endométrite cervicale. Guérison après opération (Service de M. Febvré). *Société de Chirurgie* et *Thèse* Pélas, 1899. Résumée. — H..., 25 ans, employée, entre le 26 août 1898 dans le service de M. Febvré qui rédige le certificat suivant : « Est atteinte de mélancolie aiguë, avec des idées hypocondriaques de culpabilité, de suicide. Tentative de suicide par précipitation. Réglée à 14 ans, toujours régulièrement sauf aménorrhée à l'âge de 17 ans. Accouchement normal en 1904. La malade a aussi une leucorrhée antérieure avec douleurs abdominales. »

A l'examen, M. Picqué constate tous les signes d'une vaginite intense. Le col est gros, la lèvre postérieure ulcérée. L'utérus est petit, avec antéflexion légère et antéversion complète. Pas de lésion notable du côté des annexes, néanmoins on perçoit de la douleur à la pression.

Sous l'influence du traitement ordinaire, la vaginite a beaucoup diminué. M. Picqué pratique l'amputation du col. Résultat opératoire excellent. Résultats au point de vue mental (note fournie par M. Pélas, interne du service, le 28 mars 1899, registre statistique, 1899) (note confirmée par M. le médecin en chef).

L'amélioration de l'état mental a été légère et lentement progressive mais aujourd'hui les idées hypocondriaques qui avaient provoqué l'éclosion des idées de suicide ont complètement disparu ; de même ont disparu les idées de culpabilité. Plus de dépression des facultés. Plus de tristesse. État normal, la malade est gaie. Elle parle, elle est satisfaite, enchantée de son opération. *La mélancolie aiguë a complètement disparu.* Absence complète de conceptions délirantes.

Débilité mentale. Excitation presque continuelle. Idées de persécution. Endométrite cervicale. Guérison du délire après l'opération (Service de M. Febvré). *Société de Chirurgie* et *Thèse* de Pélas, 1899. Résumée. — F..., femme T..., née en 1855. Pas d'antécédents héréditaires. Réglée à 13 ans. Trois enfants dont le dernier a 15 ans. La première couche a été pénible ; depuis la malade a toujours plus ou moins souffert du ventre. L'état général s'est aggravé depuis l'année 1898.

En 1881, à la suite d'un grave accident survenu à son mari et pendant qu'elle nourrissait son premier enfant, premier internement de 7 mois sur lequel on ne possède aucun renseignement.

En 1896, à la suite de la naissance de son deuxième enfant, elle est internée de nouveau. Le certificat d'internement établit qu'elle est atteinte de débilité mentale avec excitation presque continuelle. Idées de persécution. Hallucinations de l'ouïe et de la vue. Érotisme et mysticisme. Appoint alcoolique.

Transférée à l'asile de Begard, elle ne tarde pas à en sortir. En juillet 1898, rechute qui coïncide avec un grand chagrin (maladie grave du dernier enfant qui lui reste). Grande excitation, avec idées de persécution, jalousie morbide, désordre dans les actes. Hallucination, illusion.

De juillet à septembre, l'excitation persiste : elle veut s'évader, dérobe de l'argent et de menus objets à ses voisins. En septembre, les désordres génitaux s'exagèrent ; en même temps les idées hypocondriaques se surajoutent au délire précédent, la malade reste absolument inactive ; son état général devient mauvais, elle pâlit et maigrit. Novembre. — Examen gynécologique pratiqué par M. Picqué.

Utérus en antéflexion légère, pas de lésions appréciables des annexes. Le col est gros et violacé. Déchirure transversale à droite.

Opération le 25 novembre 1898. Curettage et amputation du col. Peu de fongosités dans la cavité utérine.

25 décembre 1898. — État physique satisfaisant. Disparition des idées hypocondriaques, le délire est moins intense.

25 février 1899. — État général très bon. *Le délire a totalement disparu.* Elle travaille avec zèle et avec goût.

5 mars 1899. — L'état général est très bon, la malade a engraissé. L'état mental est aussi bon que possible. Plus de délire ni d'idées hypocondriaques. Heureuse de ne plus souffrir, attend avec patience sa sortie qui serait accordée si le mari, détourné par ailleurs, n'y mettait obstacle. Sortie après nouveau certificat établissant que le maintien à l'asile n'est plus justifié.

Dégénérescence mentale. Idées de persécution et de suicide. Endométrite cervicale. Guérison du délire après l'opération (Service de M. Febvré). *Société de Chirurgie*, 1899. Résumée. — Mme J. B...,34 ans, sans profession, entre dans le service avec le certificat suivant, le 4 juin 1897 : « Est atteinte de dégénérescence mentale, avec excitation très vive, idées de persécution, de grandeur, de suicide. Hallucination, illusion, impulsion, obsession. »

Antécédents. — Réglée régulièrement depuis l'âge de 11 ans jusqu'à son mariage. Depuis a présenté de la dysménorrhée. A eu 7 enfants et fait deux avortements. Le premier accouchement a été suivi de fièvre ; au dernier (juillet 1896) s'est levée le deuxième jour.

En avril 1898, la malade présente une tristesse profonde ; elle a des frayeurs, de l'anxiété, des appréhensions ; au moindre bruit elle est prise d'un tremblement général ; elle se désespère, des idées de suicide commencent à apparaître. En outre, état général mauvais, grand sentiment de faiblesse ; tendance aux syncopes.

Règles très douloureuses, retards de plusieurs semaines, métrorrhagies abondantes. Parfois présente des nausées et des vomissements.

Examen local : gros utérus en antéflexion. Pas de lésions annexielles, la lèvre antérieure du col est ulcérée. Le 7 septembre, M. Picqué pratique le curettage. Fongosités abondantes.

En octobre, l'état général est très satisfaisant, l'état mental également ; dans les derniers jours du mois elle est rendue à son mari qui la réclame.

Lypémanie chronique. Endométrite cervicale. Amputation du col. Guérison (Service de M. Febvré). *Société de Chirurgie,* 1899 et *Thèse* de Pélas. Résumée. — Mme R..., Pauline, 42 ans, couturière, entre dans le service du Dr Febvré le 8 avril 1898, avec le certificat : Lypémanie chronique, délire, hallucinations génitales très intenses — on lui brûle, on lui arrache la matrice — et très pénibles, entraînant un état d'irritabilité avec tendances dangereuses. Pas d'antécédents névropathiques. Réglée à 13 ans, très régulièrement. Trois accouchements normaux, le dernier remonte à 10 ans.

La malade se plaint de douleurs abdominales et de leucorrhée. Examen. Pas de lésions annexielles ; la lèvre antérieure du col est volumineuse, la lèvre postérieure est ulcérée. Prolapsus utérin avec rectocèle et cystocèle légers. L'utérus a 7 centimètres et demi.

En août 1888, la malade est toujours dans le même état d'esprit et reste sous l'influence d'un délire hallucinatoire très intense ; elle continue à faire résistance à tout, ne veut même pas recevoir son mari. Le Dr Picqué pratique une amputation du col, précédée d'un curettage qui ramène beaucoup de fongosités.

Le 23 décembre 1898, la malade est très calme, très régulière dans ses actes, elle a conscience de sa situation passée. On lui accorde successivement deux congés d'essai. Le 18 janvier on délivre le certificat de sortie.

Elle revient fin janvier en visiteuse. *L'état mental et général sont très bons.*

Dépression mélancolique. Endométrite cervicale. Amputation du col. Guérison (Service de M. Febvré). *Société de Chirurgie*, 1899. Résumée. — Mme F..., Aimée, 30 ans, ménagère, entre dans le service le 27 mai 1898.

Antécédents héréditaires nuls. Antécédents personnels : réglée à 14 ans et régulièrement jusqu'à son mariage (1900), 4 accouchements normaux.

Souffre dans le ventre et les lombes depuis la naissance de son dernier enfant (septembre 1897). Métrorrhagies fréquentes. Abus de vulnéraire et de cognac.

En même temps que les troubles génitaux sont apparus des troubles mentaux caractérisés par un état de dépression mélancolique avec illusions, interprétations délirantes, idées de jalousie et de persécution. La malade est internée à la suite d'une tentative de suicide (chute dans un puits).

Examen gynécologique le 2 août 1898. Utérus petit en antéflexion légère. Pas de lésions annexielles appréciables. Col volumineux. Hypertrophie des deux lèvres, surtout la postérieure.

L'amputation du col est pratiquée le 10 août. Sous l'influence de cette opération, les hémorragies cessent, les douleurs disparaissent, les règles s'installent régulièrement. L'état mental suit parallèlement l'amélioration génitale.

Les idées de suicide et de persécution ont disparu, la malade n'a plus le sentiment de tristesse et d'impuissance qui la poursuivait continuellement. Au contraire elle est gaie et travaille avec zèle et avec goût.

Elle attribue son amélioration à la disparition de l'obsession continuelle que provoquaient ses métrorrhagies. Le 8 octobre 1898, le Dr Febvré rédige le certificat : « Atteinte de lypémanie, suicide, se trouve depuis deux mois dans un état de lucidité complète, a repris son activité et ses forces et peut être conséquemment rendue à son mari qui la réclame ».

Manie aiguë. Prolapsus utérin. Hystéropexie. Guérison (Service de M. Keraval, maison de santé, Ville-Évrard). *Société de Chirurgie,*

1899. — B..., Jeanne, femme C..., 47 ans, entre dans le service le 28 février 1891. Chez elle la manie aiguë est caractérisée par une agitation incessante, une grande volubilité, des discours incohérents et des actes désordonnés. Cet état a duré sans interruption jusqu'au jour de la guérison opératoire.

L'hérédité de cette malade semble assez chargée, mais il est difficile d'obtenir à cet égard des renseignements précis de la part du mari. M. Kéraval s'est surtout rendu compte du passé par l'ensemble des renseignements fournis, bien plus que par la précision des détails.

Cette malade a une fille de 18 ans qui est peu développée au point de vue physique et psychique.

La crise actuelle serait la deuxième au dire du mari. La première a guéri spontanément par l'isolement dans une maison de santé.

A son entrée dans mon service, je ne constate aucun signe physique de dégénérescence : il existe un prolapsus utérin très marqué et très facilement réductible. Il est impossible à maintenir et d'autre part l'agitation de la malade ne permet pas de placer et de faire supporter un pessaire. Cet état s'aggrave sans cesse. J'avais tout d'abord songé à la faire opérer pendant une période d'accalmie. Mais l'agitation persistant, je priai M. Picqué d'intervenir, à la demande expresse de la famille.

Le chloroforme a été relativement facile et bien supporté, malgré l'agitation extrême de la malade. Il a fallu néanmoins lui placer une camisole avant de procéder à la chloroformisation.

M. Picqué pratiqua l'hystéropexie qui ne présenta rien de particulier. Dès la cicatrisation de la plaie opératoire, *la guérison survint brusquement* et la malade rentra dans sa famille.

Note de M. Picqué : La malade occupait à la maison de santé une cellule capitonnée. Elle avait près d'elle constamment plusieurs infirmières. Je dus littéralement l'examiner à la course ; la malade se sauvant dès que je pratiquais le toucher. Je fus absolument surpris de voir le calme renaître dès l'opération chez une femme agitée depuis plus d'un an sans rémission aucune. Elle put me parler raisonnablement dès le deuxième jour. J'ai vu son médecin dix-huit mois après l'opération. La guérison avait persisté. Je n'ai plus eu aucune nouvelle depuis cette époque.

Sa sortie de l'asile date du 27 février 1902.

Dégénérescence mentale avec délire mélancolique. Kyste vaginal. Guérison après opération (Service de M. Febvré). *Société de Chirurgie,* 1899. *Thèse* Pélas. — Mme P..., 32 ans, ouvrière en couronnes, entre dans le service de M. Febvré avec le certificat : « Est atteinte de dégénérescence mentale et délire mélancolique. Hallucinations visuelles et auditives terrifiantes. Agitation par intervalles. Idées de suicide. Excès alcooliques. »

Réglée à 12 ans, avec régularité, mais avec douleurs assez vives. Elle a eu quatre accouchements normaux et une fausse couche. Pendant sa dernière grossesse, elle a reçu un coup de pied dans le ventre. Pointe de hernie crurale gauche.

L'examen révèle un kyste vaginal d'origine Wolfienne, implanté à droite ; il est translucide et fait saillie à la vulve, présente la grosseur d'une noix.

Le Dr Picqué tente la dissection sans ouverture préalable, mais la paroi cède ; il s'écoule un liquide blanc visqueux, il résèque alors avec les ciseaux toute la paroi du kyste qui est libre et décolle celle qui est adhérente.

Le 12 octobre, l'état local est très satisfaisant ; de même l'amélioration de l'état mental va en s'accentuant, les conceptions délirantes ont disparu progressivement.

Le 28 décembre elle est sortie en liberté.

Nota. — Chez cette malade il faut tenir compte de la suppression de l'alcool : il semble toutefois que le caractère de son délire soit complexe et comporte divers éléments.

Débilité mentale. Staphylome cornéen. Énucléation. Guérison du délire (Service de M. le Dr Febvré). *Société de Chirurgie,* 1899, et *Thèse* Pélas. — V..., Pauline, 38 ans, célibataire, sans profession, entre à Ville-Évrard (service de M. Febvré) avec le certificat suivant, le 6 juin 1898 : atteinte d'affaiblissement intellectuel avec agitation anxieuse, mobilité, cris, terreurs, insomnie absolue. Prévention de vagabondage. Hémiplégie faciale droite. Embarras gastrique. Au cours du mois de juin, on remarque « une altération profonde et grave de l'état physique; séjour au lit prolongé ».

M. Picqué constate un staphylome cornéen, « cornée encore un peu transparente, bosselée, vision abolie, pas de douleur ». Ophtalmie sympathique au début. Énucléation par le procédé classique. Elle est transférée à Dun-sur-Auron le 26 septembre 1899 avec le certificat suivant : « Pour un délire mélancolique, compliqué d'agitation anxieuse, de mutisme; est redevenue très active, n'accuse aucune souffrance, aucun vertige, aucune idée délirante *depuis l'ablation de l'œil,* serait toutefois incapable de subvenir aux besoins de son existence. »

Délire mélancolique chez une prédisposée, survenu à l'occasion d'une fistule rectale. Guérison (Service de M. Briand). *Société de Chirurgie,* 1899. Observation rédigée par les soins de M. le Dr Briand. — Mme S... a toujours eu un caractère un peu exalté, mais sans troubles intellectuels proprement dits, jusqu'au jour où il lui vint dans des conditions que nous ignorons une fistule rectale.

A partir du jour où le médecin qui la soignait lui fit part de cet accident, la malheureuse fut prise d'angoisses terribles; peu à peu elle perdit le sommeil, se désolant à la pensée que sans doute elle ne guérirait jamais et qu'il lui faudrait subir une terrible opération. Bientôt l'anxiété augmenta et les hallucinations auditives se montrèrent. Elle croyait entendre des diables qui l'accusaient d'être la cause de tous les maux survenant sur l'humanité.

Puis survint une courte période d'agitation, enfin un véritable délire mélancolique au cours duquel la malade tenta de se suicider en cherchant à s'enfoncer une lame de fer pointue dans la région précordiale. Le mari survint à temps et plaça sa femme à l'asile.

Quelques semaines après l'entrée, la guérison de la fistule fut obtenue par de simples cautérisations au nitrate d'argent auxquelles la malade ne se résignait d'ailleurs que très difficilement, et bientôt les troubles intellectuels s'amoindrissaient, la gaieté revenait. Les hallu-

cinations disparaissaient ; la malade abandonnait ses anciennes préoccupations et pouvait enfin quitter *l'asile complètement guérie après
trois mois de traitement.*

Depuis plusieurs années mes élèves et moi, nous sommes appliqués
à rechercher au Pavillon de chirurgie les cas susceptibles de démontrer
l'action des lésions périphériques sur la production des troubles
mentaux.

Pelas. Pelas dans sa thèse étudia avec soin la question de ces rapports dans
les affections des organes génito-urinaires chez la femme. Placé dans
le poste d'observation gynécologique que nous avions installé à Ville-
Évrard, il put recueillir pendant une année les observations de toutes
les femmes examinées et opérées [1].

Il rapporte 7 cas intéressants qui ont été publiés à la Société de
chirurgie en 1899 (voir plus haut).

Colombani. Colombani [2] dans un travail important étudie de son côté les
troubles psychiques dans les diverses affections des voies urinaires.

Les faits qu'il a publiés sont nombreux qui démontrent l'influence
sur la production de l'hypocondrie, des malformations et des processus
infectieux qui peuvent intéresser les diverses parties de cet appareil.

Les rapports de causalité sont évidents dans un grand nombre de cas
et l'intervention chirurgicale en fournit la preuve : mais dans ce domaine plus qu'ailleurs il faut tenir le plus grand compte des psychoses essentielles qui peuvent influencer les lésions locales de l'appareil urinaire et il convient d'éviter à l'aide des règles que nous avons
indiquées, d'aggraver celles-ci par des interventions intempestives.

Je me suis appliqué à l'étude de ce problème délicat dans une étude
publiée en 1902 dans la Revue de psychiatrie.

Mallet. Dans le deuxième volume du recueil des travaux du Pavillon
de chirurgie mon élève Mallet étudie un cas intéressant de psychose
améliorée par une intervention chirurgicale.

1. Pelas, Thèse de Doctorat, Paris, in *Recueil de Travaux,* vol. 1.
2. Colombani, Des troubles psychiques dans les affections de voies urinaires.
Thèse doctorat, Paris, 1901, *Recueil de Travaux,* vol. 3.

Il s'agit d'un malade atteint de délire mélancolique et idées de persécution avec anxiété et gémissement continuel.

Le malade présente en outre une lésion infectieuse grave du genou dont la disparition entraîna la disparition des troubles mentaux. L'auteur discute encore à propos de ce cas la question de l'intermittence possible.

Il admet que chez ce malade atteint dès 40 ans d'une mélancolie présénile, l'état mental continua pendant 15 ans parallèlement aux lésions de la sénilité (athérome généralisé).

Le rôle que la lésion chirurgicale a pu jouer dans l'éclosion du deuxième accès devient alors très facile à expliquer. La suppuration amena peu à peu par sa persistance une déchéance organique qui surajoutée à la précédente a fait éclater la psychose.

La suppression du foyer infectieux permit à l'état général de se relever et amener en même temps l'amélioration mentale.

Le cerveau du malade reste toujours en locus minoris resistantiæ ; la mélancolie sénile persiste bien qu'atténuée mais les phénomènes pénibles et bruyants dus à l'anxiété ont disparu.

En 1904, M. Privat de Fortunié, dans sa thèse inaugurale, publie un certain nombre de cas de guérisons obtenues au Pavillon de chirurgie[1]. M. Privat, actuellement médecin de la colonie familiale de Dun-sur-Auron, vient de publier dans mon 8e volume de la chirurgie des aliénés, une nouvelle étude sur le rôle des lésions de l'appareil génital de la femme en pathologie mentale.

Privat de Fortunié.

État mélancolique avec sentiment d'impuissance. Idées de suicide. Lésions utérines. Intervention. Guérison. Thèse Privat de Fortunié. Résumée. — Marguerite F., 31 ans, journalière, entre à l'asile Sainte-Anne le 17 septembre 1903.

Antécédents héréditaires. — Le père a commis quelques excès alcooliques.

---

1. Parmi ces observations, j'ai rapporté 3 cas d'amélioration chez des malades qui ont quitté l'asile sur certificat et dont la guérison peut être considérée comme certaine.

Antécédents personnels. — La malade a toujours été d'un caractère timide, n'aimant pas à s'amuser. Réglée à 15 ans dans de bonnes conditions. Mariée à 19 ans. 3 grossesses. Depuis le dernier accouchement qui a été normal la malade a toujours souffert dans le ventre, a nourri son enfant pendant 6 mois. Pendant les derniers mois de l'allaitement elle est devenue anémique, n'avait pas d'appétit, vomissait le matin, a cessé d'allaiter parce qu'elle dépérissait et qu'elle devenait triste sans savoir pourquoi.

Les modifications du caractère sont survenues 5 mois environ après l'accouchement. La malade pleurait sans raison, elle avait des préoccupations au sujet de tout, craignait que son mari ne gagne pas assez d'argent pour vivre. Les derniers temps, elle ne pouvait pas s'occuper de son enfant et en était arrivée à un état d'aboulie complète. L'ennui de la vie et le découragement l'avaient gagnée. Elle disait à son mari qu'elle voulait en finir avec la vie. Ce dernier craignant une tentative de suicide l'a fait placer à Sainte-Anne. — 17 septembre. — A son entrée, on constate chez elle un état mélancolique avec sentiment d'impuissance. La malade se reproche sa paresse et conserve ses idées de suicide. Cet état dure depuis 3 mois. — 22 septembre. — Examen local. M. Picqué trouve un utérus petit (6 centimètres) mobile en position verticale. Col très ulcéré, présentant à sa surface des bourgeons peu volumineux. Pas de lésions annexielles.

24 septembre. — Un curettage est pratiqué au pavillon. Peu de fongosités. Amputation du col. Le 30 septembre la malade rentre à l'admission, a repris du courage. L'état physique s'améliore mais la malade est encore un peu mélancolique. — 13 octobre. — La malade est transférée à l'asile de Vaucluse.

A son entrée elle est encore anémique : le teint est pâle et terreux, l'appétit faible, la digestion pénible. Amélioration sensible au point de vue mental. Depuis l'opération les idées de suicide ont disparu : elle reconnaît que ses préoccupations n'étaient pas fondées. Ces derniers temps, dit-elle, elle a senti son état s'améliorer insensiblement.

La malade est encore un peu inquiète de se trouver à l'asile, ce milieu l'impressionne ; à son avis elle serait mieux chez elle. Elle ne souffre plus dans le ventre.

27 octobre. — L'amélioration continue. La malade passe au quartier des tranquilles où elle peut s'occuper à des travaux divers.

4 novembre. — La malade paraît complètement guérie. Elle écrit à son mari une lettre très raisonnable pour que ce dernier demande sa sortie.

8 novembre. — Le mari vient voir la malade. Il la trouve très améliorée depuis 15 jours et obtient sa sortie.

Sur ces entrefaites survient la mort de son dernier né. La nouvelle lui est cachée, sa sortie différée. Quand on lui apprend, elle supporte cette épreuve très courageusement, disant qu'il lui faut garder tout son courage pour élever sa petite fille.

1er décembre. — La sortie est décidée. La malade a une mine excellente, le teint est plus coloré, elle mange et dort bien. A engraissé d'un kilogramme pendant son séjour à Vaucluse. Toute idée triste et toute préoccupation ont disparu.

Le 6 décembre, elle sort en liberté *complètement guérie*.

Nota. — La malade a déliré une première fois à l'âge de 12 ans au cours d'une fièvre typhoïde : c'est donc une prédisposée.

C'est à la suite de son troisième accouchement que le délire est survenu, à la suite d'une endométrite puerpérale.

État mélancolique. Excitation par intervalles. Hallucinations multiples. Lésions utérines. Intervention. Amélioration très notable. Sortie. Thèse Privat de Fortunié. Résumée. — Gabrielle R., 41 ans, entre à l'asile Sainte-Anne le 11 janvier 1904.

Antécédents héréditaires. — La malade a 3 frères dont un a été soigné à plusieurs reprises à Ville-Évrard pour des phobies avec idée mélancolique et tendances mystiques.

Antécédents personnels. — A l'âge de 16 ans et demi fièvre typhoïde qui a duré 3 mois y compris la convalescence ; au cours de cette fièvre, la malade a eu du délire ; à l'âge de 21 ans, étant jeune fille et consécutivement à une frayeur occasionnée par un incendie, elle est tombée dans un état mélancolique: elle se figurait que ses parents allaient être brûlés. A été internée pendant 7 mois à l'asile de Vaucluse.

Mariée une première fois à l'âge de 29 ans : à la suite d'un premier accouchement, est devenue un peu triste.

Cet état a duré un mois environ ; la malade n'a pas été internée.

Remariée il y a un an, est accouchée à Saint-Antoine le 14 octobre 1903. Accouchement normal et sans incidents : a quitté la Maternité le 10ᵉ jour.

Elle allaitait son enfant lorsque le 7 janvier les troubles cérébraux ont éclaté. Cette malade était déjà contrariée par cette grossesse tardive, puis a commencé par avoir des frayeurs ; il lui semblait qu'elle était entourée d'ennemis ; les voisins parlaient mal d'elle. Elle entendait frapper au mur ; on lui lançait de mauvaises odeurs. Elle craignait de mourir.

Le 11 janvier elle entre à Sainte-Anne ; la malade est mélancolique et anxieuse. Les hallucinations persistent et s'accompagnent de mutisme par intervalles ; à d'autres moments la malade est excitée, se met à chanter, veut s'habiller et partir.

13 janvier. — Examen local au Pavillon de chirurgie. L'utérus est gros et dans l'axe : la cavité utérine mesure 11 centimètres. Rien d'appréciable dans les annexes. Le 14 janvier le curettage ramène des fongosités notables. Le 22 janvier la malade quitte le pavillon. Cette malade est beaucoup plus calme mais les idées délirantes persistent.

3 février. — Nous voyons la malade à Ville-Évrard où elle est transférée. Elle est actuellement très calme. Les hallucinations paraissent avoir disparu. La malade manifeste cependant des craintes au sujet de son enfant : elle pleure encore facilement et fait des récriminations contre son mari qui l'a fait interner. Néanmoins elle se sent beaucoup mieux depuis quelques jours et demande à s'occuper pour trouver le temps moins long. L'état général est très bon et la malade mange bien. En somme cette malade est sinon guérie, du moins très améliorée et en voie de guérison.

Réflexions. — Chez cette malade le délire à forme de confusion mentale a succédé à une infection nette et *une amélioration très rapide a suivi l'intervention*. On peut donc espérer une guérison prochaine.

Dépression mélancolique avec préoccupations hypocondriaques et idées confuses de persécution. Tendance au suicide. Lésions utérines. Intervention. Amélioration très notable. Sortie. Thèse de Privat de Fortunié. Résumée. — Élise L., 32 ans, entre le 6 février 1903 à l'asile Sainte-Anne.

Antécédents héréditaires. — La mère est morte dans un asile d'aliénés : une sœur d'un autre lit est morte à Ville-Évrard.

Antécédents personnels. — De tout temps cette malade a été très nerveuse et impressionnable, sursautant au moindre bruit. Très jalouse de son mari mais avec recrudescence au moment de ses grossesses ; elle ne peut souffrir qu'il la quitte.

Elle a eu consécutivement à des accouchements des idées obsédantes, craintes de faire mal à son bébé, à elle-même. Moments de découragement, d'aboulie. Il y a 6 mois perte d'une fillette de 9 ans. La malade a été très affectée de cette perte et a eu des crises de larmes fréquentes après la mort de son enfant.

La malade a eu 7 accouchements et une fausse couche. Les 4 premiers accouchements se sont accomplis normalement et n'ont été suivis d'aucun trouble délirant. La malade a fait ensuite une fausse couche de 3 mois qui n'a également été suivie d'aucun accident.

Pendant la 6ᵉ grossesse, en 1898, la malade a eu des idées noires. L'accouchement s'est effectué normalement. Au 3ᵉ mois de l'allaitement, les idées tristes qu'elle avait pendant la grossesse sont devenues obsédantes et ont nécessité son internement du 24 juin au 20 octobre 1898. Un 7ᵉ accouchement s'est produit sans incident en 1900.

Au dernier accouchement, le 12 janvier 1903, la malade se lève au 8ᵉ jour et ressent subitement une douleur dans le côté droit. Arrivée chez elle elle a une petite hémorragie et se couche. Déjà chez la sage-femme elle avait des idées noires.

La vue d'une fenêtre ouverte évoquait vaguement en elle des idées de suicide. Quelque temps après elle a eu des hallucinations de la vue ; elle voyait des couronnes mortuaires sur sa table. Elle disait constamment qu'elle allait mourir. Elle se découvrait toutes les maladies et toutes incurables, prenait sa température toutes les heures et ne s'occupait plus de son ménage. Elle disait qu'elle voudrait que toute sa famille meure avec elle, qu'elle ne voulait pas que son mari et ses enfants restent seuls au monde, que le mieux serait d'acheter du charbon de bois pour mourir tous.

6 février. — La malade entre à Sainte-Anne ; elle se trouve dans un état de dépression mélancolique avec préoccupations hypocondriaques et idées confuses de persécution. Tendance au suicide.

Le 16 septembre la malade est envoyée au Pavillon de chirurgie.

Examen local. L'utérus est gros, mobile, légèrement antéfléchi. Rien aux annexes. Le col est déchiré et gros. Un curettage ramène des fongosités en quantité notable. Amputation du col.

Le 30 septembre. — La malade rentre à Ville-Évrard. Le 15 octobre nous procédons à l'examen.

Elle présente encore quelques idées hypocondriaques, mais elle n'a plus d'hallucinations ; les idées de suicide ont disparu. Cette malade qui avait auparavant des crises fréquentes de larmes, ne pleure plus actuellement. État physique excellent. A engraissé depuis sa sortie du Pavillon.

8 novembre. — La malade sort en liberté, très améliorée au point de vue mental.

Réflexions. — Lors d'un accouchement antérieur la malade a eu un accès délirant qui a duré 7 mois et a guéri sans intervention.

On peut donc objecter à propos de cette observation que la malade aurait pu de nouveau guérir seule. Cependant on est frappé de ce fait qu'*une amélioration rapide a suivi l'intervention* et a permis à la malade de sortir après 7 semaines.

Dépression mélancolique avec hallucinations de la vue. Interprétations délirantes. Troubles de la sensibilité générale. Lésions utérines. Intervention. Amélioration très notable. Sortie. Thèse de Privat de Fortunié. Résumée. — Gabrielle G., 38 ans, entre le 4 juillet 1903 à Ville-Évrard.

Antécédents héréditaires. — Pas d'aliénés dans la famille. 2 sœurs bien portantes quoique très nerveuses.

Antécédents personnels. — A toujours été très nerveuse. 2 accouchements : depuis le 2e, il y a 6 ans et demi, la malade a eu des idées hypocondriaques ; maintes fois elle a eu l'idée de se détruire, avait des frayeurs sans savoir pourquoi. Cette malade était mal réglée.

En décembre 1902, habitant la campagne, est venue consulter à Paris un médecin parce qu'elle se figurait qu'un voisin voulait l'attirer à lui. Depuis cette époque la malade est devenue plus triste. Son mari se décide à la placer à Ville-Évrard.

Le 4 juillet, à son entrée, le médecin traitant délivre le certificat suivant : est atteinte de dépression mélancolique avec hallucinations de la vue. Interprétations délirantes, troubles de la sensibilité générale ; elle se figure qu'un prêtre essayait d'agir sur elle et en même temps se rend compte qu'il ne s'agissait que de troubles sensoriels. Obsessions, scrupules, excitation génitale, insomnie ; la nuit, apparition du prêtre en question dans l'attitude à abuser d'elle. Demiconscience.

Le 16 septembre. — La malade est transférée au pavillon de chirurgie. Examen local. Utérus gros, dans l'axe, mobile. La cavité utérine mesure 8 centimètres. Col volumineux non déchiré, légèrement ulcéré. — Le 19 septembre. — Curettage et amputation du col. Le 5 octobre la malade retourne à Ville-Évrard.

Le 15 octobre la malade entend encore des voix confuses mais n'a plus de visions ; elle conserve des idées hypocondriaques, se plaint de souffrir dans la tête et dans le ventre, elle dort mal et prend du chloral. Les règles ont apparu depuis son retour de Sainte-Anne.

8 novembre. — La malade se trouve mieux, les hallucinations ont complètement disparu.

Le 18 décembre, la malade reconnaît qu'elle est moins triste ; n'a plus l'idée de se faire du mal.

Elle a repoussé, dit-elle, les mauvaises idées et elle s'occupe dans le service.

Le 3 février. — L'état de cette malade est très amélioré. Les idées délirantes ont complètement disparu, sauf quelques préoccupations au sujet de sa santé. Elle mange bien et dort mieux : elle a d'ailleurs notablement engraissé. Santé physique excellente.

Réflexions. — Dans ce cas, peut-être l'infection date-t-elle du dernier accouchement survenu il y a 6 ans.

Picqué.   15

Le cas est curieux puisqu'*une amélioration très notable succède au curettage.*

Mélancolie. Dépression mentale et physique. Idées hypocondriaques, de persécution et de suicide. Lésions utérines. Intervention. Guérison. Thèse de Privat de Fortunié. Résumée. — Eugénie O., 36 ans, sans profession, entre à l'asile de Ville-Évrard le 12 août 1901.

12 avril. — Certificat immédiat D* Febvré. Mélancolie. Dépression mentale et physique. Idées hypocondriaques de persécution, de suicide. Hallucinations de l'ouïe de nature pénible et suivies d'agitation anxieuse. Insomnie. Fausse couche récente sans aucune précaution antiseptique.

Le 27 avril. — Certificat de quinzaine. Est atteinte de mélancolie, vient d'éprouver une crise aiguë d'agitation anxieuse. D* Febvré.

Le 7 juin la malade est conduite au Pavillon de chirurgie. Examen local : utérus gros et peu mobile, cavité utérine agrandie. Curettage et amputation partielle du col. — Le 19 juillet. — Retour à Ville-Évrard. — Le 5 août. — L'état de dépression mélancolique persiste, mais les hallucinations semblent avoir disparu.

La malade s'occupe un peu. L'état général est satisfaisant.

Le 26 août. — La malade sort en liberté.

M. Febvré libelle ainsi le certificat de sortie.

Cette malade a éprouvé une amélioration sensible dans son état mental. En congé depuis 15 jours dans sa famille, elle s'occupe régulièrement de son ménage, ne manifeste, paraît-il, aucune préoccupation délirante dangereuse. En conséquence, elle peut être rendue définitivement à son mari qui s'engage d'ailleurs à exercer sur elle une surveillance très active.

Lettre adressée à M. Picqué par le D* Febvré le 28 mars 1902 [voir dossier du Pavillon et 3e volume du Recueil des travaux (Picqué, de la guérison de certains délires)]. La malade qui avait d'abord eu un curettage et une opération de Schrœder *est sortie guérie le 26 août 1901.* Cette malade qui était atteinte de confusion mentale et qui paraissait vouée à une démence définitive a été améliorée rapidement par les soins gynécologiques qu'elle a reçus à l'asile et au Pavillon de chirurgie.

Agitation maniaque. Craintes d'empoisonnement. Hallucinations multiples. Lésions utérines. Intervention. Guérison. Thèse Privat de Fortunié. Résumée. — Valentine B., 29 ans, boutonnière, entre à l'asile Sainte-Anne le 11 janvier 1904.

Antécédents héréditaires. — Père alcoolique soigné pendant 3 mois à Ville-Évrard pour des idées de persécution. Mort à 71 ans.

Antécédents personnels. — Réglée à 13 ans. Perd beaucoup au moment des époques. 1er accouchement normal il y a 6 ans. 2e accouchement le 14 décembre 1903. Au 3e jour a été prise de fièvre. Pertes abondantes. Pas d'albumine dans les urines. Un curettage est pratiqué à l'hôpital Beaujon. Dès ce moment, la malade a commencé à avoir de l'insomnie.

Le 26 décembre les troubles délirants ont débuté. Depuis alternatives d'excitation et de dépression. Tantôt la malade chantait, déchirait du linge, tantôt elle pleurait, se figurait qu'elle avait enterré toute sa famille et qu'elle allait mourir, croyait qu'on voulait l'empoisonner.

Hallucinations multiples : elle entendait des coups frappés au mur et des voix qui lui disaient des injures ; elle voyait la sage-femme portant des enfants dans son tablier ; il lui semblait qu'un homme lui serrait la main ; elle sentait des odeurs de roses très fortes, asphyxiantes. Transférée à Sainte-Anne le 11 janvier, elle présente à son entrée des hallucinations intenses avec de la confusion dans les idées. — Le 14 janvier. — Envoyée au Pavillon de chirurgie.

A l'examen, on trouve un utérus gros mobile, la cavité utérine mesure 11 centimètres. L'orifice interne du col est entr'ouvert. Rien d'annexiel. — Le 15 janvier. — Curettage. Quelques fongosités. — 21 janvier. — La malade sort du Pavillon très améliorée, se rendant compte du milieu où elle se trouve et n'ayant plus d'anxiété.

25 janvier. — La malade est transférée à Ville-Évrard. Depuis quelques jours les hallucinations ont disparu et avec elles les idées délirantes. — 3 février. — Nous voyons la malade à Ville-Évrard.

Cette malade cause avec beaucoup de lucidité et se rend parfaitement compte des troubles qu'elle a éprouvés. Elle n'a plus aucune hallucination, elle reconnaît la fausseté de celles qu'elle a éprouvées et le souvenir de ces dernières commence d'ailleurs à s'effacer de son esprit. « C'est un mauvais rêve que j'ai fait », nous dit-elle. Les idées noires ont également totalement disparu. L'état général est satisfaisant, la malade a repris ses forces, elle dort bien, mange bien et n'a plus de pertes. En somme à l'heure actuelle cette malade peut être considérée comme guérie.

Réflexions. — Cette observation est un cas typique d'infection et *de guérison rapide après l'intervention.*

État d'excitation maniaque avec idées de persécution et de grandeur. Lésions utérines. Intervention. Guérison. Thèse de Privat de Fortunié. Résumée. — Julie L., 29 ans, couturière, entre à l'asile Sainte-Anne le 17 septembre 1903.

Antécédents héréditaires. — Un oncle paternel est en traitement à Ville-Évrard.

Antécédents personnels. — A toujours été un peu nerveuse, d'un caractère bizarre, inattentive, mauvaise mémoire. Mariée depuis 5 ans. 3 grossesses à terme, une fausse couche. La dernière grossesse est survenue 3 mois après une fausse couche de 3 mois. A évolué normalement. Essai infructueux d'allaitement ; retour de couches après 5 semaines. 4 mois après l'accouchement, le caractère de la malade a changé ; elle se figurait qu'il y avait dans la maison des personnes qui lui en voulaient ; un soir son mari est rentré un peu ivre, elle a eu peur. Le lendemain a été chez son père disant que son mari lui en voulait, qu'il voulait lui faire du mal. Sur ces entrefaites elle a lu dans les journaux qu'une succession était ouverte dont on cherchait les héritiers. Se basant sur une similitude de noms, elle s'est figurée que l'héritage lui revenait. Dès lors elle s'est crue riche, titrée, formait toutes sortes de projets inconsidérés et déraisonnables. Elle racontait ses projets à ses voisines ; l'une d'elles l'a traitée de folle ; la malade s'est mise en colère à ce propos et a beaucoup pleuré.

Quelques jours avant son entrée à Sainte-Anne, elle était devenue plus sombre ; elle avait des préoccupations au sujet de son enfant qui est en nourrice, se figurant qu'on ne lui donnait pas de lait en quantité suffisante. Elle est partie pour aller le voir, de là elle est venue chez des parents où elle est arrivée très surexcitée. Ses parents l'ont ramenée à Paris et aussitôt elle a été placée à Sainte-Anne.

17 septembre. — A son entrée, la malade se trouve dans un état d'excitation maniaque avec idées de persécution et de grandeur ; elle réclame son enfant avec insistance. Pas de fièvre. Insomnie.

20 septembre. — Examen local. Gros utérus de 9 centimètres, mobile. Rien aux annexes. Col largement entr'ouvert sans ulcération.

22 septembre. — Curettage pratiqué au Pavillon. Quantité assez notable de fongosités.

3 octobre. — Certificat de quinzaine. M. Dagonet constate une notable amélioration de l'état mental. État physique excellent. — 13 octobre. — Transférée à Vaucluse.

A son entrée, on ne constate plus aucune idée délirante ; toutes ses craintes au sujet de son enfant ont disparu ; elle reconnaît que sa voisine ne lui en veut pas : elle est seulement un peu vive, dit-elle. Quant à l'héritage, elle n'y pense plus. A certains moments cependant, la malade paraît encore un peu triste. — 18 octobre. — Le père de la malade qui ne l'a pas vue depuis 18 jours vient la voir et trouve un changement considérable dans son état. La malade a causé longuement avec lui et très raisonnablement.

8 novembre. — La malade sort en liberté *complètement guérie* au point de vue mental et physique.

Réflexions. — Voilà un cas très net où le délire accompagne une infection chronique bien caractérisée de l'appareil génital et où la guérison suit de près le traitement des lésions infectieuses.

Débilité mentale. Confusion mentale. Mutisme presque absolu. Lésions utérines, Intervention. Guérison. Thèse de Privat de Fortunié. Résumée. — Ernestine D., 26 ans, entre à l'asile Sainte-Anne le 1er septembre 1903. Pas d'antécédents héréditaires.

Antécédents personnels. — Habitudes alcooliques. A été soignée en 1901 à Saint-Antoine dans le service des maladies nerveuses de M. Ballet. 3 accouchements à terme. En allaitant son 3e enfant a commencé à avoir des cauchemars ; voyait des rats et des personnes qui venaient pour lui faire du mal. Les derniers temps elle entendait des voix qui l'injuriaient. Les voisins lui reprochaient de maltraiter ses enfants. Son père la battait à coups de bouteille.

1ᵉʳ septembre. — A son entrée à Sainte-Anne, la malade présente de la confusion dans les idées et répond à peine aux questions qui lui sont posées, se renfermant dans un mutisme presque absolu. C'est une femme d'une intelligence faible, débile.

3 septembre. — Entre au Pavillon de chirurgie. Examen local : utérus petit mobile. Ulcération au niveau de la lèvre postérieure du col. Rien d'appréciable dans les annexes. — 4 septembre. – Un curettage ramène peu de fongosités. Amputation partielle du col.

Le 7 octobre, la malade est transférée à Ville-Évrard. — Le 16 octobre, elle ne présente plus de confusion mentale, mais elle est un peu mélancolique et pleure facilement. Tremblement de la langue et des mains.

Le 9 novembre. — L'état de cette malade s'est beaucoup amélioré ; les idées noires ont à peu près complètement disparu. Elle dort bien, mange bien et a engraissé. — 18 décembre. — L'amélioration continue, la malade travaille.

3 février 1904. — Elle est encore à l'asile, son mari n'ayant pas encore demandé sa sortie ; elle peut néanmoins être considérée comme guérie. Son état mental reste celui d'une débile. A beaucoup engraissé. Son mari doit la réclamer bientôt.

Réflexions. — La confusion mentale a disparu assez rapidement après l'intervention. On doit tenir compte chez cette malade de l'appoint alcoolique.

Confusion mentale. Excitation maniaque. Lésions utérines. Intervention. Guérison. Thèse Privat de Fortunié. Résumée. — Suzanne C., 22 ans, fleuriste, entre à l'asile Sainte-Anne le 23 août 1903. Pas d'antécédents héréditaires.

Antécédents personnels. — Habitudes alcooliques, cauchemars, vision d'animaux, présente dit la mère un tempérament très nerveux, 1ᵉʳ accouchement le 19 août 1903, transférée de la Maternité à Sainte Anne sur un certificat du chef de service.

Le 23 août. — A son entrée la malade est en état d'excitation maniaque ; elle déclame et prononce des propos incohérents. Elle a en outre de la fièvre, des pertes blanches et le ventre est douloureux.

4 septembre. — Transférée au Pavillon de chirurgie. Examen local : utérus un peu volumineux (7 centimètres et demi), mobile. Col peu déchiré ; rien aux annexes. — 5 septembre. — Un curettage ramène une quantité notable de fongosités. La température retombe progressivement à la normale.

Le 9 septembre la malade retourne à l'admission. — 17 septembre. — Transférée à Ville-Évrard. A son entrée M. Kéraval constate un état d'obtusion intellectuelle avec mutisme, affaiblissement général, gâtisme nécessitant le séjour au lit. Dilatation extrême des pupilles. — Le 30 octobre. — La malade est toujours excitée, impulsive, incohérente et gâteuse. — Le 26 novembre. — Après des accidents divers d'ordre mental la malade se trouve très améliorée et n'est plus gâteuse.

2 décembre. — La malade sort en liberté à peu près complètement guérie.

Réflexions. — Cette observation est probante puisqu'on peut noter 3 particularités importantes : il y a eu infection nette ; le délire revêt la forme de confusion mentale ; enfin la guérison succède à l'intervention.

Six ans après ma communication à la Société de chirurgie je tentai un premier essai de classification [1] qui permet d'entrevoir les variétés de délires susceptibles d'être modifiés par l'intervention chirurgicale et de formuler ainsi une opinion sur l'origine encore peu connue de certains de ces délires.

Ces observations se répartissent de la façon suivante :

Communication de M. Picqué (*Soc. de chir.*, 1898), 3 mélancoliques guéris par intervention (voir plus haut).

Travail de Febvre (*Soc. méd. psych.*, 1898) déjà cité, 1 mélancolique guéri après intervention (voir plus haut).

---

1. Picqué, De la guérison de certains délires à la suite de l'intervention chirurgicale. *Recueil de Travaux,* 3e volume.

Travail Picqué et Briand (*Soc. de chir.*, 1898), 9 mélancoliques guéris par intervention (voir plus haut).

Thèse de Privat, 1904, 18 mélancoliques, 5 confusions mentales, en tout 23 malades (voir plus haut).

Observations nouvelles, 12, elles comprennent 6 cas de mélancolie, 3 cas de confusion mentale, 2 hallucinations dues à des affections de l'oreille moyenne. Si l'on rapproche ces cas des précédents on arrive aux chiffres suivants : 24 mélancoliques, 8 confusions mentales, 2 cas d'hallucination. Au total 35 cas.

Si on envisage maintenant la part qui revient à l'infection dans tous ces cas, on constate que 23 fois l'infection a été la cause du délire, 2 fois seulement le délire reconnaissait une autre origine.

Délire mélancolique. Lésion osseuse. Intervention. Guérison (Picqué, Recueil de travaux, 3ᵉ volume, page 107).

V. Émile, 41 ans, entre au pavillon le 20 mars 1902. Certificat de M. Magnan. Délire mélancolique. Idées de persécution et de culpabilité, préoccupation hypocondriaque, plaintes, gémissements, refus d'aliments, insomnies. Le malade est dans un état de profonde cachexie.

A l'examen, on constate que les musives supérieures sont tombées. Il existe à ce niveau des orifices fistuleux multiples laissant sourdre une suppuration abondante. Tuméfaction notable du bord libre et de la partie adjacente de la voûte palatine.

Opération. Incision sur le bord libre. Décollement de la muqueuse palatine qui tombe en formant un lambeau et de la surface alvéolaire. Découverte d'un grand séquestre immobile comprenant le bord libre du maxillaire et une partie de la voûte palatine. Résection, pas de réunion. Guérison complète au bout de 4 jours, à partir de ce moment l'état général du malade s'améliora rapidement: l'alimentation est possible et désirée par le malade depuis qu'il n'absorbe plus de pus. L'amélioration mentale se produit en même temps *et le malade n'a plus d'idées de suicide.* Il est mis en liberté et quitte l'asile le 6 mai. M. Magnan a mis la note suivante sur son dossier : accès de délire mélancolique en voie d'amélioration, peut être rendu à son ami M. B.

qui le ramènera chez sa mère à B. Ce malade a été revu quelques temps après : *la guérison est définitive.*

Affaiblissement des facultés. Idées de persécution. Calcul du cholédoque. Cholédocotomie. Amélioration. — L..., Marie, 40 ans, venant du service de M. Febvré, à Ville-Évrard, entre au pavillon le 4 avril 1902.

Certificat de transfert (M. Febvré, 4 avril 1902).

Léger affaiblissement des facultés avec confusion dans les idées et dans les souvenirs. Conception délirante de persécution, de grandeur, de richesse, tendances processives pour entrer en possession d'héritages imaginaires, de titres de noblesse, de son véritable état civil, etc. Ictère persistant depuis plusieurs mois avec coliques hépatiques intermittentes et très douloureuses ne pouvant être calmées que par la morphine. Lithiase biliaire.

Certificat de M. Dagonet : Affaiblissement des facultés. Idées de persécution et de richesse. Son mari veut se débarrasser d'elle pour s'emparer de ses titres de noblesse. Ictère datant de trois mois.

M. Picqué diagnostique une obstruction du cholédoque. Extirpation d'un calcul. L'observation au point de vue chirurgical a été publiée par son élève Royer dans sa thèse inaugurale (insérée dans le 3ᵉ volume : à propos de quelques faits de chirurgie hépatique observés dans les asiles par Lucien Picqué).

Certificat de M. Dagonet à la sortie du pavillon :

Malade docile, améliorée au point de vue mental, très reconnaissante des soins qu'elle a reçus au pavillon, toujours convaincue de la réalité de ses idées délirantes.

M. Febvré met la malade en liberté sur le certificat suivant, signé le 28 août 1902 :

« Pour une mélancolie, très améliorée, peut être rendue à sa famille qui la réclame. »

Bien que le délire n'ait pas eu son contenu habituel, on ne peut nier l'existence d'une auto-intoxication résultant de l'obstruction du canal cholédoque.

Il est certain que le rétablissement des voies biliaires a contribué pour une part importante à l'amélioration mentale qui a permis la sortie de la malade.

Débilité mentale. Idées de persécution. Lésion osseuse. Intervention. Guérison. Résumé. — G..., Louis, 22 ans, venu du service de M. Marie, de Villejuif, entre au pavillon de chirurgie le 12 décembre 1901.

Certificat de M. Marie, 4 décembre : « Débilité mentale. Abcès fistuleux de là mâchoire inférieure, à opérer au Pavillon de chirurgie. »

A l'examen, M. Picqué reconnaît l'existence d'une fistule très ancienne au niveau de la branche horizontale du maxillaire inférieur droit. Fusée dans la région sus-hyoïdienne aujourd'hui guérie, mais ayant laissé une cicatrice persistante. Le stylet introduit dans la fistule conduit dans l'alvéole de la première molaire.

L'opération a consisté dans l'extraction de deux racines et d'un séquestre, suivie du curettage du trajet.

M. Marie délivre le certificat suivant à la date du 23 février 1902 :

« Est atteint de débilité mentale congénitale avec état d'excitation incohérente, crainte de persécution et hallucinations terrifiantes qui coïncide avec un état subfébrile et une cachexie commençante liée à une suppuration du maxillaire inférieur.

« Ce malade, actuellement guéri de son foyer d'ostéite chronique et de sa fistule, n'a plus de fièvre, ne délire plus et commence à engraisser ; son état pulmonaire s'améliore (cacodylate et lécithine).

« Il est permis d'envisager l'époque prochaine où, grâce à la complète convalescence de son opération et à la guérison de son foyer septique interosseux, l'état général et l'état mental permettront la sortie par guérison. »

Note ajoutée par M. Marie au certificat : « Le graphique des poids du malade montre une progression constante depuis l'opération. »

Nota. — Chez ce malade il s'agissait très nettement d'un cas de psychose infectieuse guérie par la suppression du foyer.

Débilité mentale. Délire mélancolique. Foyer infectieux périphérique.

Intervention. Guérison. — La malade G..., Joséphine, 37 ans, venue du service de l'Admission, entre au pavillon le 9 avril 1902.

Certificat de M. Dagonet, 8 avril 1902 : « Débilité mentale. Délire alcoolique. Hallucination. A été opérée le 19 mars dans un hôpital parisien pour une éventration ; croit qu'elle a été portée à l'amphithéâtre des morts ; ses parents sont venus pour son enterrement ; croit aussi avoir accouché d'un enfant de cinq mois qui pesait douze livres.

Présente une plaie opératoire très infectée ; fièvre ; deux larges plaies de la paroi à aspect fongueux et contenant du pus.

L'éventration pour laquelle elle a été opérée datait de sept mois. Possède trois enfants bien portants : le dernier a sept ans.

Le délire aurait commencé quatre jours après l'opération ; on s'est servi de la cocaïne comme anesthésique. N'avait pas d'antécédents héréditaires. La malade est débile. Comme opération M. Picqué ouvre tous les diverticules cutanés. Curettage à la curette de Wolkmann.

Après l'opération, la malade est devenue rapidement consciente ; elle est calme ; elle pense qu'elle a probablement déliré et qu'elle n'a pas accouché.

Note de M. Dagonet, à la sortie : « Peut être considérée comme guérie de sa psychose post-opératoire (fiche 44). »

Il s'agit encore d'un cas de psychose infectieuse, considérée à tort comme un délire alcoolique et guérie par la suppression d'un foyer infectieux.

Obsessions génitales et délire hypocondriaque. Clitoridectomie. Guérison. Résumé. — S..., Marguerite, 51 ans, entre à Ville-Évrard, dans le service de M. Febvré, le 9 juillet 1897, avec le diagnostic suivant :

Certificat immédiat de M. Febvré :

Dégénérescence mentale avec délire hypocondriaque, entraînant des idées de suicide, affaiblissement de la volonté. Incapacité de prendre une résolution : scrupules exagérés et mêmes idées de culpabilité. Trouble de la sensibilité générale.

Antécédents héréditaires. — Un oncle maternel a été interné.

Antécédents personnels. — Réglée à treize ans, régulièrement ; mariée, a eu deux enfants, avec accouchements normaux.

Les deux enfants sont morts, l'un de méningite a deux ans et demi, l'autre a vingt-deux ans de phtisie. La ménopause est survenue à quarante-huit ans, sans incidents.

Aurait éprouvé dès l'âge de trente-cinq ans des troubles gastriques.

Mais ce n'est qu'en janvier 1897 qu'elle a commencé à ressentir le matin des sensations de prurit, de chaleur, de cuisson au niveau de la vulve, sensations suivies de spasme vénérien en dehors de toute excitation physique ou psychique. Ce sont, dit la malade, des irritations continuelles du côté du clitoris, accompagnées d'un énervement qui ne lui laisse aucun repos et qui entraînent un besoin irrésistible de masturbation.

La malade, d'abord étonnée et honteuse, essaie de résister à l'impulsion, mais sa résistance s'accompagne d'une angoisse extrème et d'une grande oppression. Peu à peu, elle finit par se livrer, surtout le matin, à un onanisme effréné.

La malade, qui jusqu'alors peu sensuelle, avait toujours observé une conduite fort régulière, s'étonna de ces habitudes, puis en eut honte, et finalement eut horreur d'elle-même.

Elle ne peut tenir en place et, les mains crispées, pleure et se lamente sans cesse en proie à une anxiété et à une angoisse paroxystique.

Les idées de culpabilité s'accentuèrent de plus en plus en même temps qu'apparurent des hallucinations.

Ce fut dans ces circonstances que Mme S... essaya de se suicider en avalant du laudanum. Elle fut envoyée au dépôt (juillet 1897) et quelques jours après, amenée dans le service de M. Febvré, à Ville-Évrard.

L'état de la malade indiqué dans le certificat que nous avons reproduit a persisté jusqu'en mars 1898.

L'onanisme n'a fait qu'augmenter et probablement sous l'influence de la répétition incessante de l'orgasme vénérien, l'état général est devenu inquiétant.

La malade est pâle, anémiée, plongée dans une prostration complète.

Examen pratiqué par M. Picqué, le 28 mars 1898. Il n'existe pas de leucorrhée et la malade n'accuse aucune douleur abdominale ou lombaire.

L'utérus est petit, mobile. Pas de lésions du col. Rien d'appréciable du côté des annexes. Muqueuse vaginale saine. Hypertrophie considérable du capuchon clitoridien. Bourrelet d'hémorroïdes externes.

M. Picqué pratique la clitoridectomie, le 20 avril 1898.

Incision curviligne en bas : le clitoris est réséqué en totalité y compris la racine des nerfs caverneux. Réunion immédiate à l'aide de quatre points de suture.

Le résultat opératoire est parfait. Fils enlevés le cinquième jour.

Au point de vue mental, il convient de signaler deux phases intéressantes :

Dans la première, il y a un changement complet du délire. La malade n'éprouve plus les sensations indéfinissables qui la poussaient à l'onanisme, mais la mutilation qu'elle vient de subir prend chez elle une importance considérable : « Elle n'est plus comme les autres... elle n'est plus femme !... elle est ridicule... étrange. »

C'est dans cet état d'esprit que le 21 juin 1898, elle avale une petite fiole de teinture d'iode. Des soins immédiats conjurent tout accident et, dès le lendemain, elle prie le médecin de ne pas attrister son mari par l'annonce de cette tentative de suicide.

Les idées de déchéance féminine persistent encore quelque temps, mais sous l'influence de l'opération pratiquée, la direction du délire a changé, l'état général de la malade s'améliore de jour en jour, elle a bon teint, elle mange bien, elle prend de l'embonpoint ; toutes les fonctions physiques s'accomplissent régulièrement, le sommeil est devenu excellent et elle se livre dans l'asile à un travail manuel.

Dans la deuxième période, l'amélioration est notable et progressive, au point de vue mental.

Note de M. Pélas, interne du service, insérée dans le registre déposé aux archives du Pavillon.

Disparition complète des sensations de démangeaisons, de prurit, de chatouillement du côté du clitoris qui poussaient la malade à un onanisme effréné. « Je suis bien contente qu'on m'ait opérée, dit-elle. Maintenant je suis calme et je vais bien. Je n'ai plus cet énervement qui me faisait tant de mal. » Quel contraste avec les jours qui suivirent immédiatement l'opération. La malade, en proie à des paroxysmes d'angoisse et d'anxiété, se tordait les mains, se croyant perdue par cette opération. Mais peu à peu, tous les troubles de la sensibilité générale se dissipèrent et cette excitation tomba. *Les idées hypocondriaques et les idées de culpabilité disparurent avec les préoccupations génitales* qui avaient pour point de départ une hypertrophie du clitoris ?

Avant l'opération : Paroxysmes d'angoisses et d'anxiété. Éréthisme clitoridien, onanisme effréné.

Après l'opération : Calme absolu, complet. Plus d'onanisme.

M. Febvré décide la sortie sur le certificat suivant :

« Pour une mélancolie anxieuse, avec impulsion au suicide est, depuis de nombreux mois, absolument calme, régulière dans ses actes ; elle a repris ses forces et son activité normales. Rentrée dans son domicile pour un congé de quinze jours et afin de donner des soins à son mari malade, elle se comporte dans sa famille d'une façon très raisonnable. Elle a repris la direction de son ménage. J'estime en conséquence qu'elle peut être laissée en liberté. Son mari la réclame d'ailleurs par lettre. »

Cette observation démontre l'action que peut exercer dans des cas encore bien difficiles à préciser, l'ablation du clitoris. Chez cette malade l'opération a amené la guérison mentale.

Dégénérescence mentale. Délire mélancolique. Appendicite chronique. Intervention. Guérison. — G..., Julie, 43 ans, venue du service de M. le Dr Briand, de Villejuif, entre au pavillon le 2 mai 1901.

Certificat de l'Admission de M. Dagonet, 6 octobre 1900 : « Est atteinte de dégénérescence mentale, obsessions. Impulsions, craint de se faire du mal avec des couteaux ou de se jeter par la fenêtre. Voit le soir des masques et des figures grimaçantes ; prenait du cognac.

Certificat immédiat, 7 octobre 1900 : « Dégénérescence mentale avec obsessions et impulsions au suicide. Pleure dès qu'on lui parle, voudrait mourir sans savoir pourquoi. Des voix lui disent : « cogne-toi la tête contre le mur, je veux que tu te suicides, tu deviendras phtisique comme les malades que tu soignes. »

Certificat de quinzaine, 20 octobre 1900 : « Dégénérescence mentale avec mélancolie et impulsions au suicide. Conscience de son état. Obsessions pénibles. Hallucinations. A maintenir. »

Les premières attaques d'appendicite remontent à deux ans. Le mari croit que les douleurs appendiculaires ont eu de l'influence sur son état mental. Elle s'en préoccupait beaucoup. Est devenue triste depuis cette époque. Très amaigrie; a eu depuis, dix crises, la dernière en septembre.

C'est surtout depuis février 1900 qu'elle a été obsédée par des idées de suicide. Décousait quelque chose avec le canif de son mari, lorsque tout à coup l'idée de s'ouvrir la gorge lui est venue, a jeté aussitôt le canif dans le feu,

La malade est transférée au Pavillon le 2 mai 1901. L'examen démontre l'existence d'un point de Mac Burney très net. Sensation d'empâtement profond. L'examen utérin est négatif.

L'opération est pratiquée le 5 mai. Incision de Roux. L'appendice se trouve placé à la face postérieure du cæcum et adhérent. Le décollement est néanmoins assez facile. Résection. Enfouissement du pédicule. Pas de drainage.

La malade rentre guérie le 5 juillet à Villejuif. M. Briand délivre le 8 juillet le certificat de sortie. Il est ainsi conçu : « Dégénérescence mentale, renonce à ses idées de suicide et est aujourd'hui suffisamment améliorée pour pouvoir être rendue à son mari qui la réclame et s'engage à la surveiller. »

Nous nous trouvons en face d'un cas très net d'appendicite à rechutes ayant provoqué un état de mélancolie chez une malade prédisposée, et guéri par l'opération. Plusieurs années après la malade a eu une rechute de très courte durée due à une émotion morale vive (observation notée 5e chapitre : récidive).

Délire mélancolique. Perforation de la voûte palatine. Intervention. Guérison. — L..., Léon, 30 ans, venant du pensionnat de Ville-Évrard, entre au pavillon le 6 décembre 1901.

Certificat de transfert, D'Sérieux, 6 décembre 1901 :

« Dégénérescence mentale : idées obsédantes, délire mélancolique habituel. Idées de suicide. Tentatives remontant à deux ans.

« Impulsion dipsomaniaque. Troubles neurasthéniques. Ce malade, qui a conscience de son état, a demandé lui-même son placement. »

Ce malade s'est tiré il y a deux ans une balle de revolver de petit calibre dans la bouche. A l'examen, on constate sur le tiers antérieur de la voûte un orifice qui laisse refluer tous les liquides ; cet orifice est médian, à bords minces. Le palais est très ogival.

Une première tentative opératoire est pratiquée, mais échoue.

Le malade réclame alors avec insistance sa sortie. Même état mental. J'ai eu l'occasion de voir depuis plusieurs fois le malade. Le reflux des liquides pour lui est très pénible, car il entretient l'état mélancolique, en lui rappelant constamment les circonstances spéciales qui l'ont poussé au suicide. Mais il réclame un obturateur et ne veut plus d'opération puisque la première a échoué. Voyant cet état mental, j'insistai près de lui et il finit par accepter de rentrer au Pavillon le 10 mars 1902.

Certificat de M. Dagonet : « Très satisfait de se faire opérer une deuxième fois : moins irritable que la première fois, reconnaissant des soins qui lui ont été donnés. »

L'opération se fait dans les conditions ordinaires. Taille de deux grands lambeaux. L'avivement des bords de l'orifice s'est fait facilement ; trois fils de soie.

La guérison opératoire est obtenue au sixième jour.

Certificat de M. Dagonet : « Sorti très amélioré au point de vue mental. »

Peu de jours après, M. Sérieux le fait sortir sur le certificat suivant, à la date du 31 juillet 1903 : « Sorti amélioré sur la demande de son père. »

Ce cas est réellement intéressant ; comme je l'ai dit plus haut, cette perforation et la gêne fonctionnelle qui en résultait, lui rappelait à tout instant les circonstances de son acte de désespoir et entretenait son état de mélancolie. La guérison opératoire a suffi pour amener l'oubli du passé et *rapidement la guérison définitive de sa mélancolie*. Il m'a écrit, depuis, une lettre enthousiaste que je garde au dossier de ce malade.

Délire mélancolique. Rein mobile sans accidents de rétention rénale. Néphropexie. Guérison. Résumé. — T..., Jeanne, 23 ans, venue du service de M. le D⸢r⸣ Taguet, asile de Maison-Blanche. Entrée au Pavillon le 23 juillet 1902.

Certificat du D⸢r⸣ Taguet, 28 mai 1902 :

« Délire mélancolique avec troubles de nature indéterminée. Hystérie probable. Anxiété. Découragement. Idées confuses de suicide. Ces divers troubles seraient de date récente et doivent être attribués à l'état puerpéral. Accouchée il y a six mois. Calme. »

Certificat de transfert au pavillon, 23 juillet 1903 : « Dégénérescence mentale. Préoccupations hypocondriaques. Peut être transférée pour être examinée et opérée s'il y a lieu. Autorisation de la personne avec qui elle vit maritalement »

M. Picqué découvre l'existence d'un rein mobile qui existe depuis six ans. C'est depuis cette époque, au dire de la malade, qu'elle accuse des douleurs de la région lombaire.

Elle a vu plusieurs chirurgiens qui tous ont refusé de l'opérer, en raison probablement de son état d'anxiété.

Elle raconte avec beaucoup de détails les tentatives infructueuses qu'elle a faites dans les hôpitaux pour se faire opérer.

Le rein est facilement accessible à l'état de veille ; sous chloroforme il se déplace très en avant et on ne peut le retrouver.

M. Picqué pratique la néphropexie qui se fait avec facilité. L'examen direct ne décèle aucune altération appréciable à l'œil. La malade, qui restait couchée avant l'opération, se lève maintenant toute la journée, mais le résultat thérapeutique n'est pas obtenu de suite.

M. Taguet, le 20 septembre suivant met la malade en liberté, sur le certificat suivant : « Cette malade qui avait été séquestrée pour délire mélancolique avec troubles de sensibilité générale et lésion de la volonté est, depuis une opération sur le rein pratiquée au pavillon, dans un état d'amélioration physique et psychique des plus complètes. Peut être rendue à la personne avec qui elle vit maritalement depuis plusieurs années, qui la réclame et s'engage à la surveiller et à la diriger. »

Ce cas démontre la *guérison complète d'un accès de mélancolie par la fixation du rein.*

Picqué.   16

M. Toubert, professeur agrégé au Val-de-Grâce, a présenté en 1903 à la Société d'otologie, les deux cas suivants opérés dans mon service et qui montrent le résultat du traitement des maladies de l'oreille sur l'évolution de certains troubles mentaux.

Le premier cas a été présenté également par moi à la Société de chirurgie le 7 juillet 1903, pour démontrer la possibilité des suppurations parotidiennes d'origine otique.

Obs. I. — *Dégénérescence mentale. Hallucinations multiples. Lésions du côté de la mastoïde. Intervention. Guérison.* — R... (Marie), en traitement à Villejuif (service de M. Toulouse). Le certificat d'internement, signé le 26 novembre 1902 par M. Magnan, porte « dégénérescence mentale, hallucinations multiples, alternatives d'excitation et de dépression » ; et une note plus détaillée, fournie par M. Toulouse, dit que « lorsque R... vint à l'asile, elle présentait des phénomènes de confusion dans les idées, s'accompagnant d'agitation et d'excitation très marquées ; elle avait des hallucinations terrifiantes et criait. Son état nécessita son placement à la section des grandes agitées ».

Passé otologique inconnu. Le 6 décembre, elle est envoyée au pavillon de chirurgie, dans le service de M. Picqué, pour une suppuration aiguë de la région parotidienne gauche gagnant la paupière supérieure, qui fut incisée le 7. La malade est très anxieuse, pousse des gémissements et ne répond à aucune question. Ultérieurement, on constate une suppuration par le conduit auditif et M. Picqué est amené à faire, le 10 janvier 1903, une atticotomie. Trois abcès à distance, à allures d'abcès métastatiques, évoluent : l'un, très gros, sur la paroi thoracique antérieure, deux autres, plus petits, à la région deltoïdienne ; ils furent incisés le 22 janvier.

Le 3 février, à la demande de M. Picqué, qui me fait l'honneur de m'appeler en consultation, j'examine la malade. Je trouve une première fistule, peu suppurante, le long du bord postérieur du maxillaire et une deuxième répondant à la partie supérieure du sillon auriculo-mastoïdien. Œdème notable de la région carotidienne supérieure. Suppuration très abondante par la fistule rétro-auriculaire et par le conduit auditif. État mental stationnaire.

Opération sous le chloroforme. Incision classique dans le sillon. Rugination ; exploration minutieuse de la corticale, qui est trouvée intacte. Trépanation au lieu d'élection ; en quatre coups de ciseau, on atteint l'antre : il est rempli de fongosités. Hémorragie assez abondante en nappe, qui cesse aussitôt le nettoyage terminé. Exploration de la cavité centrale : parois solides partout. Cavité très étendue, surtout en bas. Abrasion à la pince-gouge de la paroi externe de cette cavité.

Diminution rapide de la suppuration. Peu à peu, toutes les fistules se ferment et le 3 mars la malade quitte le pavillon. En fin juin 1903, l'oreille est absolument guérie.

Dès l'opération, les troubles mentaux ont changé de caractère, puis ils ont peu à peu rétrocédé, et dans une note, en date du 26 mars, adressée à M. Picqué, M. Toulouse, qui avait repris la malade dans son service, décrivait ainsi les diverses phases de l'amélioration survenue : « Le 3 mars, R... revint du pavillon de chirurgie dans un état mélancolique de dépression. Il n'y avait pas d'idées délirantes bien accusées, mais on relevait un fond de tristesse. La malade répondait à peine aux questions, avait l'attitude de flexion. Le 11 au matin, à la visite, R... parla et répondit aux questions comme une personne normale ; elle souriait et ne paraissait plus triste. L'infirmière de la salle, interrogée, répondit que la guérison de l'état mental avait semblé survenir brusquement la veille. Il y avait un changement complet dans son état mental avec les jours précédents... *Depuis lors, l'amélioration mentale s'est maintenue.* R... semble à peu près revenue à son état normal. »

Obs. II. — *Dégénérescence mentale. Idées de persécution. Hallucinations. Otorrhée chronique. Évidement pétro-mastoïdien. Guérison.* — C... Henri, 28 ans, interné à Villejuif, dans le service de M. Marie, avec le diagnostic d'admission suivant, libellé par M. Magnan, le 14 novembre 1902 : « Dégénérescence mentale avec hallucinations, troubles de la sensibilité générale, idées de persécution, craintes d'empoisonnement, menaces envers sa femme ». Est évacué au pavillon de chirurgie, dans le service de M. Picqué, pour otite chronique purulente à droite, le 22 novembre 1902. Deux opérations sont pratiquées par M. Picqué. En novembre, évidement pétro-mastoïdien : éburnation du mur de la logette, qu'on ne peut faire sauter en totalité ; curettage de la caisse : beaucoup de fongosités. Le 18 janvier 1903, réopération par la fistule postérieure : grattage, curettage, drainage postérieur très large.

Le 3 février, je vois ce malade, en même temps que la femme qui fait le sujet de l'observation précédente, et je l'opère après elle, avec la bienveillante assistance de MM. Picqué et Dagonet. Incision classique. Décollement du pavillon et du conduit. Repérage de l'aditus par le protecteur de Stacke, introduit dans la caisse. Agrandissement de la cavité mastoïdienne ; ouverture d'une cellule profonde ; abrasion à la gouge et au maillet de la moitié supérieure du bord postérieur du conduit osseux. Quelques spasmes du facial pendant l'opération, mais pas de paralysie immédiate, c'est-à-dire au réveil. Le lendemain parésie, le surlendemain paralysie faciale complète, qui reste stationnaire, puis diminue ; à la sortie du pavillon, le 25 mars, les mouvements ont reparu dans les muscles de la lèvre et de la joue : l'orbiculaire des paupières reste paralysé, l'œil entr'ouvert et les plis du front effacés.

Deux mois plus tard, M. Picqué revoit le malade à Villejuif, guéri de sa paralysie.

Quant à l'état mental, il est allé en s'améliorant progressivement et régulièrement. A titre d'essai, le malade a été mis d'abord pendant trois mois en liberté provisoire, puis l'internement a pris fin définitivement en novembre 1903, ainsi qu'en témoigne un certificat de sortie du Dʳ Marie, libellé dans les termes suivants : « Débilité mentale accentuée ; idées vagues de persécution par bouffées intermittentes. Ce malade amélioré a bénéficié d'un congé d'essai de trois mois sans inconvénient ; une intervention chirurgicale ayant modifié heureusement son état hallucinatoire, il y a lieu de le porter sortant. » Au commencement de 1904, M. Picqué a reçu dans son service la visite de remerciements de ce malade, qui continue à rester guéri au point de vue mental.

En 1906 j'ai publié dans mon sixième volume une nouvelle série de guérisons portant sur 17 nouveaux cas.

Dans cette nouvelle période je me suis encore uniquement attaché aux psychoses infectieuses, et ce n'est que depuis lors que je me suis appliqué à soumettre à l'action chirurgicale certaines formes de délire qui ne sont pas liées à l'infection.

Les 17 malades qui constituent cette série comportent 3 hommes et 14 femmes.

Sur ces 14 femmes nous relevons un cas d'arthrite infectieuse du genou et une infection post-opératoire chez une malade qui arrivait des hôpitaux où elle avait été opérée d'un pyosalpinx terminé par fistule stercorale (délire mélancolique et non infectieux dans les deux cas).

Les 12 autres malades présentaient des accidents d'origine puerpérale, consécutifs soit à des accouchements normaux, soit à des manœuvres d'avortement.

Cinq fois l'accouchement était récent (deux fois, huit jours ; quinze jours ; trois semaines) ; une fois avec la mention : accouchement récent, une fois l'accouchement était plus ancien et remontait à trois mois, deux fois à huit mois. Deux fois il s'agissait d'avortement récent dont l'un non avoué par la malade, mais l'abondance des débris placentaires, extraits de l'utérus, ne pouvait laisser aucun doute à cet égard : une fois l'avortement était douteux, mais devait remonter à une époque assez éloignée, car la quantité de débris placentaires était peu abondante ; dans un cas, enfin, il est impossible de reconstituer l'histoire d'un avortement. Il existe un abcès pelvien dont on peut à la rigueur admettre l'origine appendiculaire. Dans presque tous les *cas l'infection a été modérée et méconnue*; dans trois cas seulement, on observe les signes d'une septicémie aiguë à forme délirante (Obs. d'arthrite infectieuse du cou-de-pied) ; au cours d'une infection puerpérale, observation de mammite puerpérale, enfin une malade présentant tous les signes de la septicémie puerpérale et envoyée d'une maternité avec le diagnostic de folie puerpérale ?)

La forme du délire est intéressante à considérer chez ces malades.

J'ai, depuis longtemps, remarqué chez elles, qu'aux formes aiguës de l'infection correspond la confusion mentale (délire hallucinatoire aigu de Furstner) et qu'aux formes chroniques correspond le délire mélancolique.

Or, si nous envisageons le délire présenté par nos malades, on voit que sept fois la confusion mentale a été observée isolément (Obs. 3, 5, 6, 8, 10, 12 et 14) et, qu'au contraire, le délire mélancolique ne s'est jamais présenté à l'état de pureté et qu'il s'est toujours trouvé associé à un certain degré de confusion mentale (Obs. 1, 2, 4, 7, 9, 11, 13).

Il y a là une remarque intéressante et que vient confirmer l'opinion autrefois exprimée par Ballet sur l'association de ces deux formes.

Celle-ci peut d'ailleurs facilement s'expliquer chez les malades de cette série et justifier ma division entre les formes correspondantes de l'infection et du délire. Pour ma part j'ai toujours affirmé que la forme mélancolique pure ne se voit que dans les infections purement chroniques. Or, chez mes malades actuels je n'ai que des infections aiguës ou subaiguës.

Chez les premières, je n'observe que de la confusion pure, rarement combinée à la mélancolie, sauf dans les cas 1, 2 et 4 ; chez les deuxièmes, l'association se montre constamment.

L'un de ces malades (cas n° 7) avait présenté au début cette association. Sous l'influence de l'atténuation spontanée et avant l'intervention, la confusion avait disparu. L'opération fit disparaître la mélancolie persistante. Ce fait me paraît tout à fait caractéristique.

Les trois hommes qui terminent ma série ont été envoyés de l'hôpital avec la dénomination de délire alcoolique : or, ils présentaient tous des symptômes graves d'infection locale et leur délire avait tous les caractères de la confusion mentale (délire infectieux).

Il est un dernier fait à signaler chez mes malades et sur lequel j'ai déjà eu l'occasion d'attirer l'attention : c'est la rapidité avec laquelle la guérison mentale s'établit à la suite de l'intervention.

Cette rapidité permet d'établir sans discussion l'origine organique du délire et d'éloigner toute idée de coïncidence.

Or, voici ce que nos observations nous apprennent à cet égard.

Il en est, parmi elles, qui ont guéri avec une rapidité surprenante (4e cas, neuf jours ; 6e cas, vingt-neuf jours ; 12e cas, vingt-six jours).

Or, la 4e malade est entrée le jour même au Pavillon ; la 6e, le neuvième jour.

J'ai déjà dit, à diverses reprises, combien il était important de traiter hâtivement le délire : c'est probablement à ce fait que sont dues ces deux guérisons rapides.

Je signalerai encore le 5e cas, envoyé au Pavillon le jour de son entrée et guéri en un mois et deux jours. Il est bon de reconnaître que parfois le retard n'empêche pas une guérison rapide.

Le cas 8, entré à l'asile le 20 novembre 1904 et envoyé au Pavillon le 27 février 1905, a guéri en un mois et trois jours. Le cas 11, arrivé à l'asile le 27 octobre 1905, n'arrive au Pavillon que le 1er mars 1906 et guérit en un mois treize jours.

Le 12e cas arrive à l'asile le 14 mars ; envoyé au Pavillon le 4 août, a guéri en vingt-neuf jours, mais il s'agit, dans ce cas, d'un abcès pelvien qui a pu évoluer à l'asile.

D'autre part, des malades envoyés le même jour ont mis un long temps à guérir (cas 10, guérison en deux mois vingt-cinq jours ; le cas 1, envoyé au Pavillon au bout de huit jours, ne guérit qu'en deux mois quatorze jours).

En général on peut dire que, toutes choses égales d'ailleurs, les malades traités tardivement guérissent plus lentement.

Cas 9, arrivé à l'asile le 28 septembre, amené au Pavillon le 27 février, guérit en deux mois six jours.

Cas 7, arrive à l'asile le 7 juillet, entre au Pavillon l'année suivante, le 2 février, met six mois vingt-huit jours à guérir.

Le retard apporté à la guérison ne fient pas toujours au moment de l'intervention, mais à la nature de l'infection.

C'est ainsi que chez des malades très infectés le délire a persisté longtemps.

Cas 2 et 3 (mammite puerpérale) : huit mois et cinq jours ; cinq mois et dix-sept jours ; cas 13 (fistule stercorale), trois mois et vingt-huit jours ; cas 15 et 16 (phlegmon diffus des membres), deux mois vingt-neuf jours, trois mois et vingt-six jours ; cas 17 (phlegmon du cou), deux mois douze jours.

Tous les malades ont d'ailleurs fait un long séjour au Pavillon, en raison de la nécessité de pansements réguliers.

Plusieurs de ces malades ont dû subir des interventions successives.

Note. — Dans les observations qui suivent, j'ai placé des cas où il existe des phénomènes fébriles et qui pourraient rentrer dans le cadre des délires infectieux. On constatera toutefois que le contenu du délire chez ces malades n'est pas à part quelques cas celui du délire infectieux. On observe surtout le délire mélancolique.

Observation (Résumée). *Délire mélancolique. Arthrite tibio-tarsienne. Résection. Guérison.* — Marie O..., 32 ans, entrée à Sainte-Anne le 29 février 1903, accouchée le 11 février, Entre au Pavillon de chirurgie le 28 février. Certificat à l'entrée. « Délire mélancolique avec idées de persécution. Refus d'aliment. Excitation par intervalles. Température élevée. »

Le curettage ramène peu de fongosités et ne donne lieu à aucune modification ; le 5 mars M. Picqué constate des signes incontestables d'arthrite infectieuse tibio-tarsienne. La résection de l'astragale amène rapidement la chute de la température. Le 4 mai la malade sort guérie au point de vue mental.

Observation (Résumée). *Délire mélancolique. Préoccupation hypocondriaque. Mammite. Intervention. Guérison.* — M..., Élise, 41 ans, entre à l'asile Sainte-Anne le 14 août 1901. Accouchée depuis huit mois ; au moment de son entrée elle présente un délire mélancolique avec préoccupation hypocondriaque et confusion mentale secondaire. Hallucination de l'ouïe. Température 40°. Mammite puerpérale. A la suite de plusieurs interventions l'état mental subit une amélioration progressive et le délire disparaît peu à peu. Certificat de sortie 19 avril 1902, Dr Roger Mignot :

« Débile mentale. La malade ne *présente pas de troubles délirants*
et peut être mise en liberté. »

OBSERVATION (Résumée). *Agitation par intervalle. Hallucination probable. Mammite. Intervention. Guérison.* — Mathilde K..., 19 ans, entre
à l'asile Sainte-Anne le 3o juillet 1902, accouchée, il y a trois
semaines. A son entrée, abcès du sein, 38°. Mutisme. La malade pousse
seulement des gémissements. Agitation par intervalle. Hallucinations
probables..

Le 5 août elle est envoyée au Pavillon de chirurgie. Mammite puerpérale. La guérison opératoire ne se produit qu'à la suite d'une longue période vers le 10 décembre.

Le 16 janvier 1903, la malade *sort complètement guérie* au point
de vue mental. La santé est florissante : la malade a beaucoup
engraissé.

Nota. — Ces 3 observations sont contenues dans la thèse de mon
interne Privat (*Recueil de travaux*, 4ᵉ volume).

OBSERVATION. *Délire mélancolique. Hallucination. Infection utérine
latente. Intervention. Guérison.* — B..., Claudine, 23 ans, venant
du service de M. le Dʳ Lwoff à Maison Blanche, entre au Pavillon
de chirurgie le 27 février 1906. Cette malade, accouchée le 6 février
1906 dans une maternité parisienne. A la date du 12 février le
chef de service lui délivre le certificat suivant : « Je soussigné accou-
cheur des hôpitaux, certifie que Madame B..., Claudine Jean,
femme de M. Philippe, accouchée dans mon service le 12 février
1906, est atteinte de folie puerpérale, que cet état constitue pour
elle et ses voisines un danger, et qu'il y a urgence à la faire
transporter dans un asile spécial d'aliénés. Elle n'a pas de maladies
contagieuses. »

Envoyée au service d'admission de l'asile clinique, M. Magnan
délivre, à la date du 13 février, le certificat immédiat : « Est
atteinte de délire mélancolique avec hallucinations pénibles. Craintes,
frayeur, excitation, insomnies. Accouchée le 6 février de son premier
enfant. »

M. le Dr Lwoff, dans le service duquel elle a été dirigée, a bien voulu sur ma demande me rédiger la note suivante ; je lui en adresse tous mes remerciements.

« Accouchée le 6 février d'un garçon qui est bien portant. Crises d'éclampsie après l'accouchement ; on lui a fait une saignée et des injections de sérum.

Ces crises auraient duré à l'hôpital deux jours. Dans la nuit du 11 au 12, a eu des frayeurs, s'est mise à crier au secours, disant qu'on voulait la tuer. Le lendemain, elle parlait peu, était hébétée, disant qu'elle avait des poux dans la tête, qu'elle était encore enceinte, qu'elle avait beaucoup d'enfants dans son ventre et qui l'appelaient par son nom. Continue à dire qu'on lui réclame de l'argent. Famille nerveuse. Sœur et mère migraineuse, pas de convulsions. Quinze jours avant l'accouchement a eu peur. L'alcool s'était répandu sur le fourneau et sa robe a pris feu. Apprenait difficilement à l'école.

17 février 1907. — Dépression mélancolique avec idées confuses de persécution.

Hallucinations de l'ouïe, on l'accuse d'avoir volé de l'argent. Accouchée le 6 février de son premier enfant. Signé Dr Lwoff. »

20 février 1906. — La malade dit qu'on l'accuse d'avoir volé de l'argent, qu'on va la tuer.

A son entrée elle est très surexcitée : Elle a des voix : à tout instant elle répond : « Voilà, je suis là. Je ne veux pas m'en aller. » Elle croit qu'on va la tuer. Elle dit qu'on l'accuse d'avoir volé de l'argent. Ses plaintes sont entrecoupées de larmes.

25 février 1906. — La malade se plaint de douleurs diffuses dans l'abdomen. Facies pâle. Elle ne dort pas. Pouls à 100. Délire intermittent surtout la nuit. Ventre ballonné. Douleur à la pression dans la fosse iliaque gauche, diarrhée légère, un peu d'albumine dans les urines.

27 février 1906. — Dépression mélancolique avec idées de persécution. Doit être transférée au Pavillon de chirurgie de l'asile clinique pour y recevoir des soins chirurgicaux que nécessite son état. Dr Lwoff. »

Note de M. Picqué. — A son entrée la malade présente des symptômes abdominaux graves.

Le ventre est légèrement ballonné et peu sensible à la pression, pas de vomissements, pouls 120, température 40°.

L'examen bimanuel démontre que l'utérus est très augmenté de volume. Le col est fermé : on ne constate aucune lésion du côté des annexes.

Opération. — Dilatation préalable du col avec une bougie d'Hegar. La curette ramène beaucoup de débris placentaires. Lavages. Attouchement à la glycérine créosotée. Balnéation, sérum à hautes doses. La température tombe aussitôt. Elle remonte le 10. Deuxième curettage. M. Picqué ramène encore avec la curette une notable quantité de débris. Lavages et attouchement à la glycérine créosotée. La guérison se fait rapidement. M. Lwoff dans une lettre qu'il a bien voulu m'adresser, à la date du 27 juillet 1907, me dit qu'il a vu une fois cette malade dans mon service. « Elle était moins anxieuse qu'à l'asile, cependant plus volontaire mais paraissant avoir la même confusion dans les idées. »

Le 8 mai, *elle est guérie définitivement au point de vue mental.* Est remise directement en liberté ; à cette date M. Dagonet lui délivre un certificat de sortie ainsi rédigé :

« Atteinte de mélancolie d'origine puerpérale. *Est guérie de ses accès.* Peut être rendue à la liberté à la demande de son mari. »

Revue le 17 septembre 1907 au Pavillon de Chirurgie. La guérison mentale s'est maintenue.

OBSERVATION. *Dégénérescence mentale. Hallucinations pénibles. Délire mélancolique. Infection utérine latente. Intervention. Guérison.* — D..., Marthe, 36 ans, entre le 18 mai 1904 au Pavillon de chirurgie, venant de l'admission.

Elle arrivait d'un service hospitalier où le chef de service lui délivra le certificat suivant : « Je soussigné, chirurgien de l'hôpital X, certifie que Madame D... est atteinte d'aliénation mentale, et que son état nécessite le placement d'urgence dans un établissement spécial. N'est atteinte d'aucune maladie contagieuse. »

A l'admission où elle entre le 17 mai, M. le Dr Magnan lui délivre le certificat immédiat suivant : « Est atteinte de dégénérescence mentale avec hallucinations pénibles surtout la nuit. Turbulence, insomnies. Fibrome utérin, hémorragies. »

Note de M. Picqué. — A l'examen on constate que l'utérus est assez volumineux, régulier et mou. Le col est entr'ouvert, mais l'orifice interne est fermé. Hémorragies considérables ; fièvre intense, 39°,5. M. Picqué admettant, contrairement au diagnostic précédemment posé, une fièvre puerpérale d'origine abortive, pratique un curettage. La curette ramène des débris placentaires abondants. Lavages intra-utérins, répétés deux fois par jour. Drainage. La température tombe aussitôt.

La guérison survient rapidement.

Certificat de quinzaine 31 mai 1904, délivré par le D\u1d63 Dagonet : « Est atteinte de dégénérescence mentale. Hallucinations multiples : elle croyait que les malades de l'hôpital allaient l'enterrer de force ; elle voyait des oiseaux tourbillonner. Avortement en voie d'amélioration. Doit être maintenue. »

Le 20 juin, le D\u1d63 Dagonet signe le certificat de sortie :

Depuis son séjour au Pavillon ne paraît plus délirer, très docile : *sort guérie du Pavillon.*

OBSERVATION. *Excitation maniaque. Désordre dans les idées et les actes. Lésions infectieuses latentes du col. Intervention. Guérison.*—M..., Jeanne, femme C..., 25 ans, entre au Pavillon le 20 janvier 1905, venant du service de M. Toulouse. Certificat immédiat de M. Magnan, 11 janvier 1905 : « Est atteinte d'excitation maniaque avec désordres dans les idées ou dans les actes. Loquacité, actes et propos extravagants. Accouchée récemment. »

A l'examen on constate que l'utérus est en rétroflexion mobile, 8 centimètres. Il n'existe aucune lésion annexielle. Le col est entr'ouvert légèrement et le siège d'une ulcération superficielle.

M. Picqué pratique le curettage : la curette ramène beaucoup de fongosités ; attouchement à la glycérine créosotée. L'examen bactériologique pratiqué par M. Vian, directeur des laboratoires, démontre la présence du streptocoque pur.

Au deuxième jour, toute excitation maniaque a disparu, et la

malade quitte le service le 18 février 1905. Le 25 février, M. Toulouse
lui délivre un certificat de sortie ainsi conçu :

« Convalescence d'un état de confusion mentale d'origine puerpérale. Peut être mise en liberté pour être rendue à son mari qui la
réclame. »

Nota. — Cette malade revient de temps en temps sur ma demande
à l'hôpital Bichat : N'a plus présenté aucun trouble mental.

OBSERVATION. *Dégénérescence mentale. Dépression mélancolique. Infection utérine latente. Intervention. Guérison.* — G..., Julia, 23 ans.
Service de M. Dupain à Vaucluse, entre au Pavillon le 3 février 1904.

Certificat immédiat du Dr Magnan, 7 juillet 1903 : « Dégénérescence mentale, hallucinations, idées de culpabilité, dépression mélancolique ; plaintes, gémissements, insomnies. Accouchée le 12 avril
dernier. »

Certificat transfert Dupain, 2 février 1904 : « Dégénérescence mentale, accès de dépression mélancolique en période de rémission. »

Examen. L'utérus a une profondeur de 8 centimètres, ne présente
pas de lésion du col ; aucune lésion des annexes. Leucorrhée abondante.

Opération. Le curettage ramène peu de fongosités ; attouchement
de la muqueuse utérine au perchlorure de fer. Sort guérie opératoi-
rement le 23 février 1904.

Certificat à fin de sortie par guérison, délivré par M. Dupain le
1er novembre 1904.

Étant atteinte de dégénérescence mentale avec état de dépression
mélancolique, cette *malade est guérie de l'accès qui avait motivé l'admission.*

OBSERVATION. *Confusion mentale. Dépression et demi-mutisme. Infection utérine latente. Intervention. Guérison.* — T..., Aimée, femme
S..., 33 ans, entre au Pavillon le 27 février 1905 venant de la
clinique (service du professeur Joffroy).

Certificat immédiat du Dr Juquelier, 20 novembre 1904 : « Est atteinte de confusion mentale avec dépression et semi-mutisme. Opposition aux ordres ; mutisme par intervalles. La malade n'a pas uriné

depuis son arrivée. Malade réglée à onze ans ; depuis cet âge présente des pertes jaunes et sanglantes.

« Premier enfant à vingt-deux ans : l'accouchement a été suivi de pertes sanglantes qui ont duré trois mois. Curettage à Beaujon il y a trois ans. Présente actuellement des métrorragies continuelles. A l'examen, on constate un utérus légèrement augmenté de volume, antéversé, mobile. Le col est normal. Pas de lésions annexielles. Opération. Curettage. La cavité utérine a 9 centimètres. La curette ramène des débris placentaires abondants. Attouchements à la glycérine créosotée Suites opératoires simples. »

Certificat de quinzaine : « Dépression mélancolique avec idées d'indignité. Mutisme habituel. Paroxysme d'anxiété légère. Refus partiel d'aliments. A maintenir. » 3 décembre 1904. Dr Juquelier.

M. Juquelier, à la date du 2 avril 1905, signe le certificat suivant : « *Est guérie des troubles mentaux qui avaient motivé son placement. Peut être rendue à son mari qui la réclame.* »

OBSERVATION. *Débilité mentale avec idée mélancolique. Infection utérine latente. Intervention. Amélioration.* — T..., Élisabeth..., femme H..., 29 ans, entre au Pavillon le 27 février 1905, venant de la clinique (service du Pr Joffroy).

Certificat immédiat de M. le Dr Simon, 20 septembre 1904 : « Est atteinte de débilité mentale avec idées mélancoliques. Illusions, interprétations délirantes, inquiétude, gémissements, insomnie. Cette malade nourrissait sa fille âgée de trois mois. »

Certificat de quinzaine, le 12 octobre 1904 (Dr Juquelier) : « Est atteinte de confusion mentale avec délire, hallucination, insomnie, raptus. Incident survenu au troisième mois de la lactation : à maintenir. »

A l'examen pratiqué au Pavillon, 27 février 1905, on constate un utérus d'apparence normal, en rétroflexion complète et mobile, le col est légèrement entr'ouvert sans ulcération.

Annexes normales à droite ; à gauche léger prolapsus de l'ovaire: celui-ci n'est pas augmenté de volume. Vaginite légère. Leucorrhée fétide abondante.

Opération. Curettage. La curette ramène une petite quantité de fongosités. Attouchement à la glycérine créosotée.

Certificat de sortie, 3 mai 1906 : « *Est considérablement améliorée* depuis son entrée, ne présente ni troubles sensoriels ni idées délirantes. Peut être rendue à son mari qui l'emmènera à la campagne. »

OBSERVATION. *Accès maniaque. Infection utérine latente. Intervention. Amélioration.* — C..., Philomène, 21 ans, service de l'admission, entre au Pavillon le 17 mai 1906. Certificat immédiat du 16 mai (Dr Magnan) : « Est atteinte d'exaltation maniaque avec préoccupations mystiques. Idées ambitieuses, loquacité, déclamation, propos incohérents ; accouchée il y a huit jours. »

Note de M. Picqué. — L'utérus mesure 9 centimètres ; il est mobile ; aucune lésion appréciable du côté des annexes, le col est légèrement entr'ouvert. — *Opération.* La curette ramène une quantité notable de fongosités. Drainage de l'utérus. Elle quitte le service le 30 mai.

A la date du 11 septembre 1906, M. le Dr Kéraval lui délivre un certificat de sortie ainsi conçu : « *Est suffisamment améliorée* pour pouvoir être rendue à son mari qui la réclame. »

OBSERVATION. *État mélancolique. Idées de persécution. Lésions du col. Intervention. Guérison.* — L..., Louise, 31 ans, service de M. Kéraval à Ville-Évrard, entre au Pavillon le 1er mars 1906.

Certificat immédiat, 27 octobre 1905 (Dr Magnan) : « Est atteinte de dégénérescence mentale avec hallucinations, idées mélancoliques et de persécution. Tendance au suicide. »

Note de M. Picqué. — Sous chloroforme, on trouve l'utérus un peu augmenté de volume et en latéroversion droite. A droite les annexes sont légèrement tuméfiées. Le col porte une large ulcération sur les deux lèvres. Il y a des pertes blanches abondantes.

Le 16 mars, on pratique un curettage et une amputation du col par le procédé de Schrœder. Le curettage a ramené une petite quantité de fongosités.

A la date du 13 avril 1906, M. Kéraval délivre un certificat de sortie : *ne présente plus aucun signe de troubles iutellectuels*. Reprise par son mari.

OBSERVATION. *Dégénérescence mentale avec hallucinations. Abcès pelvien. Intervention. Guérison.* — G..., Constance, 24 ans, entre au Pavillon le 4 août 1905, venant du service de M. le Dr Lwoff, Maison Blanche. Certificat immédiat, Magnan, 14 mars 1905 :

« Est atteinte de dégénérescence mentale avec hallucination. Excitation, loquacité, actes et propos désordonnés, insomnie. »

Note de M. Picqué. — Présente un état fébrile assez sérieux depuis quelques jours. A l'examen on constate l'existence d'une tuméfaction notable douloureuse dans la fosse iliaque droite près de l'épine iliaque Pouls 116. Température 39°, 2. — *Opération.* Incision de Roux. En l'examinant sous chloroforme, la poche se rompt avant l'ouverture du péritoine. Dès l'incision on trouve l'orifice de la poche. Protection des anses. Une quantité notable de pus odorant vient du petit bassin. Drainage multiple.

La guérison opératoire se fait rapidement et sans incident. La malade quitte le Pavillon le 1er septembre 1905.

Le certificat de sortie lui a été délivré le 22 septembre 1905 par M. le D. Lwoff. Est en ce moment en pleine convalescence, *ne présente plus d'idées délirantes* et se rend compte de sa situation ; il ne lui reste actuellement de sa maladie qu'un certain degré d'émotivité. La malade manifeste le plus vif désir de rentrer dans sa famille.

Son frère est venu aujourd'hui nous déclarer qu'il demande à la ramener chez lui et qu'il s'engage à lui donner tous les soins que pourrait nécessiter son état.

Dans ces conditions il serait préférable dans l'intérêt de la malade, de la confier à son frère et de ne pas donner suite au projet de transfèrement à l'Asile de Nantes.

OBSERVATION. *Délire mélancolique. Fistule stercorale. Guérison simultanée de la fistule et du délire.* Le résumé de l'observation se trouve au *Recueil des travaux* (5e volume, page 43). — C..., Marie, 35 ans, service de l'admission.

Le certificat suivant est établi à l'entrée par M. Magnan, le 16 février 1905 : « Est atteinte de délire mélancolique avec idées confuses de persécution. Irritabilité morbide. Excitation, insomnie. Plaie à l'abdomen après opération (fistule stercorale). Cette malade raconte qu'elle fut prise subitement d'une crise d'appendicite caractérisée par une douleur en coup de pistolet dans la fosse iliaque droite et des vomissements. Transportée d'urgence à l'hôpital, elle fut pendant trois jours traitée par la diète et la glace sur le ventre. Au bout de ce temps une nouvelle crise nécessite une opération immédiate qui fut pratiquée par les internes du service. Reprise de fièvre au dixième jour, elle fut réopérée. Quelques jours après seulement, au dire de la malade, une fistule stercorale s'établit. La malade fut transportée au service des chroniques et soumise à l'usage de la morphine, pour calmer les douleurs qu'elle éprouvait.

La malade tomba rapidement dans un état de déchéance physique et mentale. Les récriminations incessantes auxquelles elle se livra motivèrent son envoi à Sainte-Anne où elle fut reçue avec le certificat ci-dessus de M. Magnan. Elle fut dès lors dirigée sur le Pavillon à la date du 18 février 1905. L'état de cachexie est extrême.

A l'examen on constate au niveau de la ligne médiane sous-ombilicale une fistule fournissant une quantité abondante de matières. Je pratiquai une intervention très simple avec l'assistance de M. Grégoire, prosecteur à la Faculté.

Décollement de l'intestin après *pincement* préalable. On reconnaît que cette fistule peu étendue est placée sur une anse grêle, ce qui jette quelque doute sur *l'origine appendiculaire possible* des accidents.

Quoi qu'il en soit, la fistule est fermée par deux plans de suture.

Double drainage, suture de la paroi à deux plans.

La guérison opératoire fut rapide et la malade put quitter le service le 13 avril. La malade a engraissé. Toute idée délirante à disparu : la malade ne montre qu'un sentiment de colère contre le chirurgien qui l'a opérée le premier.

Le 16 juin 1905 le certificat de sortie est délivré par M. Dubuisson: pour délire mélancolique, est actuellement dans *un état mental très satisfaisant* et peut être rendue à sa famille qui la réclame.

PICQUÉ. 17

A l'occasion d'une communication que j'ai faite à la Société médico-psychologique le 28 février 1908 sur le traitement rationnel du
délire systématique à forme zoopathique, une discussion s'est élevée
sur l'origine périphérique des délires.

Quelques-uns ont manifestement revendiqué pour le cerveau l'origine prépondérante du délire et ont semblé rejeter d'une façon absolue le principe même des interventions périphériques.

J'ai profité de l'occasion qui m'était offerte pour faire devant mes
collègues un exposé général de mes idées.

Dans une première communication j'ai envisagé la question des
origines extra-cérébrales du délire au point de vue doctrinal et com-
battu les exagérations et l'exclusivisme des partisans de la doctrine
de la cénesthésie.

Dans la deuxième, j'ai procédé à l'examen des faits et discuté les
arguments divers qu'on oppose à la valeur curative des interventions
(cette discussion se trouve reproduite dans le troisième chapitre).

Les opinions opposées se sont alors précisées.

M. Arnaud a longuement affirmé la prédominance du cerveau dans
les manifestations de l'hypocondrie.

MM. Sérieux, Vigouroux et Sollier ont fait au contraire aux origines extra-cérébrales du délire hypocondriaque une part importante,
en admettant une catégorie d'interprétateurs hypocondriaques de
troubles périphériques.

M. Legrain a montré qu'on pouvait concilier la doctrine des origines
périphériques du délire avec celle de la dégénérescence mentale qu'il
a défendue avec autorité dans le livre écrit en collaboration avec
M. Magnan sur Les Dégénérés.

Il y déclare « qu'il est de plus en plus convaincu que la folie la plus
fréquente n'est point d'essence exclusivement cérébrale », il admet
qu'à côté des folies essentielles il existe une catégorie de folies réactionnelles dont le domaine serait immense et il conclut à l'importance
qu'il faut savoir dans la pratique accorder maintenant à la périphérie, c'est-à-dire aux influences éventuelles qu'elle nous livre, dans la
genèse de la folie.

     Le 19 juillet 1909, j'ai présenté à la Société Clinique de Médecine mentale avec mon collègue Leroy *un cas de confusion mentale hallucinatoire due à une tuberculose iléo-cervicale et qui guérit par une intervention chirurgicale.*

Maria P..., âgée de trente ans, ménagère, est née dans la Meuse, le 17 janvier 1879, d'une famille sur laquelle nous n'avons que peu de renseignements. Sa mère est infirme d'une main, et son père serait mort d'asthme. Elle eut douze frères et sœurs, dont huit moururent en bas âge ; les quatre autres jouissent actuellement d'une bonne santé. La malade a toujours eu une santé délicate. Elle subit, à l'âge de dix-neuf ans, une première opération pour ganglions tuberculeux de la région inguinale, et dut être réopérée pour la même cause, en 1902, à l'hôpital Saint-Antoine. Il persista dans la région un suintement intermittent ; une fois même, en 1903, des matières alimentaires sortirent par cette fistule ; mais comme Maria n'en était jamais incommodée, ne ressentait aucune douleur à ce niveau, elle n'attachait à cette infirmité aucune importance. Elle se maria en 1908, à l'âge de vingt-neuf ans, et n'a jamais eu ni grossesse, ni fausse couche. C'était, au dire de son mari, une femme d'une très bonne conduite, intelligente, dévouée, excellente ménagère. Elle souffrait cependant de migraine et avait une constipation continuelle. Elle présente comme vous le voyez du strabisme externe de l'œil gauche et est borgne de ce côté.

Le 18 décembre 1908, Maria P... est appelée aux environs de Paris, auprès de son beau-frère gravement blessé et le voit mourir dans ses bras. Elle rentre à Paris, le 21 décembre, avec une céphalée terrible et se met à délirer dans la nuit : La guerre est déclarée, elle veut aller rejoindre les troupes ; son mari a beaucoup de peine à l'empêcher de quitter le domicile. Elle se montre désorientée, ne reconnaît pas son intérieur ; de temps à autre, cependant, elle recouvre sa lucidité.

L'agitation, le désordre des idées s'accroît rapidement au point qu'on dut interner d'office la malade, le 25 décembre 1908. Le certificat de la Préfecture est le suivant : « Excitation maniaque, insomnie, cris, chants, métrorrhagie suivie d'émotions et de fatigue. » (Docteur Clérambault.) Maria P... est transférée le 27 décembre

1908, à Sainte-Anne, où M. Jacquelier rédige le certificat : « Dégénérescence mentale avec excitation maniaque, déclamations, propos incohérents, vagues idées de persécution contre son beau-frère. Fatigue, petitesse du pouls, refus d'aliments, strabisme. » Son mari étant venu la visiter à l'admission, elle ne le reconnaît pas.

Cette malade entrée le 8 janvier, à Ville-Évrard, dans un état d'excitation et d'incohérence extrême. Elle crie, gesticule : « Suis-je née, dit-elle, mettez-moi une République Française, je ne suis même pas démolie. » Elle ne prononce aucune parole sensée, et il est impossible de fixer son attention. Au point de vue physique, nous constatons un grand état de maigreur, un teint blafard, du gâtisme, la langue saburrale, des cicatrices aux deux aines et sous le maxillaire gauche. L'urine ne contient ni sucre, ni albumine. Pouls petit, dépressible à 100°. Pas de température. Pendant les mois de janvier à avril 1909, Maria P... reste dans un état d'excitation, de confusion, d'incohérence pseudo-démentielle. Elle vit comme dans un rêve, ne sait pas où elle se trouve, ne répond à aucune question, présente un mélange d'illusions et d'hallucinations avec des idées de grandeur, des idées guerrières, parlant de chevaux, de soldats, de domestiques, de la cour d'Espagne ; parfois elle se croit dans une prison. Voici un exemple de son incohérence : « Donnez-moi des pommes, de la confiture, des œufs au lait. Aix-les-Bains, Fallières, Toulon, mon château, Melun, Reims, Toul, Besançon... ah... ah... mais ici dans mon lit... ah... mais je suis de la France. Il sort d'ici, reste là... bien quoi... donne-moi une baignoire, donne-moi à manger ; mes boucles d'oreilles, mon alliance ; il me manque des dents ; donne-moi à manger, j'ai le corps vide. Oui, c'est à moi tous mes autos. Oui, c'est à toute la France, mes bureaux. Je connais Varennes, je connais une banque Georges Saury... Aux armes, on me brûle, je le retrouverai partout, je ferai sauter la France, le général... ah... sapristi, donnez-moi mes papiers, mon porte-plume, on vole mes farines... En avant, mes soldats... On m'appelle, etc..... » Au milieu de cette excitation incessante, la physionomie de la malade ne reflète pas l'animation, l'éclat du maniaque : elle exprime, au contraire, l'étonnement, l'indifférence ; son masque impassible offre un contraste frappant avec les idées délirantes ; la malade paraît ne rien éprouver, ne rien sentir. Par moments, Maria P... semble sortir de son cauchemar ; on dirait qu'elle cherche à rassembler ses idées et à se souvenir : « Où suis-je, dit-elle, viens Édouard, viens, je t'en prie ». — « Qu'est-ce Édouard ? » — « Mais c'est mon mari ». Puis elle reprend rapidement son agitation incohérente, se mettant à crier, à chanter ; le gâtisme est permanent.

Le 8 mars, son mari étant venu la voir, la malade le reconnaît et lui demande où elle se trouve. Il lui répond : « A l'hôpital », et elle se contente de dire « ah ! », sans autre réflexion. Comme il lui raconte avoir loué un appartement longtemps désiré par elle, elle répond encore « ah ! » avec indifférence, sans paraître se souvenir de quoi que ce soit. Elle manifeste des idées de persécution, car elle dit à son mari : « On t'a fait du mal, dis, on a voulu te couper les jambes. »

On constate, de plus, chez la malade une amnésie de fixation remarquable ; elle oublie ce qui s'est passé la veille, le matin même et redemande à manger, alors qu'elle s'est parfaitement sustentée quelques heures auparavant.

Le 14 avril 1909, on s'aperçoit qu'il s'écoule un peu de pus très liquide au niveau de la cicatrice existant à l'aine gauche. La température qui s'était toujours maintenue entre 37°,2 et 37°,4 dans le rectum ne s'élève pas.

Le 17 avril, la fistule donne issue à la matière fécale, et la malade est envoyée d'urgence à Sainte-Anne où elle arrive très fatiguée avec un pouls défaillant et 40°,4 de température. A son entrée au Pavillon de chirurgie, Marie P... présente au niveau de la région inguinale gauche, une fistule pyostercorale donnant une quantité de pus assez abondante. Un cathéter introduit dans la fistule pénètre dans la fosse iliaque à une profondeur de 15 centimètres environ.

Intervention. — L'opération est pratiquée le 20 avril : incision sur le bord externe du muscle droit. Il n'existe aucune adhérence à la paroi. En continuant l'exploration vers la partie supérieure de l'incision ; on arrive sur le cæcum qui est très adhérent à la paroi postérieure et placé sous le foie. Il est impossible de trouver l'appendice qui paraît rétro-cæcal et rétro-péritonéal à cause de la fistule.

Le cæcum est décollé ; l'appendice est adhérent, fistuleux, ainsi que le cæcum qui communique avec la fistule cutanée. Le cæcum est alors extirpé ; l'intestin grêle est abouché à l'S iliaque (iléosigmodestomie).

Les suites opératoires sont très simples. Ultérieurement et longtemps après (un mois environ), il s'est produit une fistulette stercorale qui, aujourd'hui, est presque entièrement fermée.

Le 25 avril, c'est-à-dire cinq jours après l'opération, la malade commence à retrouver son orientation et à se rendre compte de ce qui s'est passé. « J'ai été bien malade, dit-elle, dire que j'ai été folle, c'est bizarre la vie. » La lucidité, le souvenir du délire reviennent très vite. Le 27 avril, elle reçoit la visite de son mari qui est surpris de la trouver dans cet état et auquel elle donne des renseignements précis sur l'argent qu'elle avait laissé à la maison, sur certains paiements à faire, s'informant de ce qui s'était passé pendant son absence. La guérison est complète. Voici la lettre adressée au commencement de mai : « Mon petit mari, j'ai été bien surprise en recevant ta lettre et tu vois je ne suis pas longue à te répondre. Je te dirai que cela va toujours pareil ; on me fait un pansement tous les jours et l'on me fait des lavages d'intestin. Cela me fait beaucoup de bien. Je suis à la diète, j'ai toujours un peu de fièvre... Il y aura demain un an que nous nous sommes mariés, c'était le grand jour, triste anniversaire pour tous deux... »

Maria P... nous a donné des renseignements très intéressants sur son délire ; toutefois de grandes lacunes persistent dans son esprit, elle se rappelle son entrée au dépôt de la Préfecture, nullement son passage à l'admission de Sainte-Anne pas plus que son envoi à Ville-Évrard. Pendant ses quatre mois de confusion hallucinatoire, elle s'imaginait être à la guerre, elle se voyait dans une maison occupée à soigner les blessés ; elle a même cru une fois se disputer avec un médecin-major ; d'autres fois, elle était à cheval à la tête des troupes, et allait dans l'Est combattre les ennemis avec un de ses oncles, ancien gendarme. Elle voyait à terre des soldats blessés, des chevaux éventrés : c'était partout des scènes de guerre et de carnage. Elle entendait constamment des voix crier : « Maria P..., Maria P... » et

elle s'étonnait qu'on ne lui laissât pas voir les personnes qui l'appelaient ainsi. Quand on lui disait qu'elle était dans un hôpital soignée
avec d'autres malades, elle ne pouvait pas y croire. Les faits qui se
sont passés à Ville-Évrard n'ont guère laissé de traces dans sa
mémoire : c'est ainsi qu'elle nous a à peine reconnu après sa guérison
et a paru stupéfaite d'apprendre que nous l'avions visitée chaque jour,
pendant plusieurs mois. Disons également que la malade n'a pas eu
ses règles depuis le début de son affection mentale [1].

Maria P... est restée plus de trois mois sans se rendre compte de
l'endroit où elle se trouvait, ni de ce qui se passait autour d'elle,
très agitée, très incohérente, vivant son rêve, en proie à de multiples
hallucinations surtout visuelles. Elle ne s'est réveillée qu'au Pavillon
de chirurgie, quelques jours après l'opération, très surprise de se
trouver là, semblant sortir d'un véritable état second avec du vague,
des lacunes dans l'esprit. Dès l'entrée de la malade dans notre service
de Ville-Évrard, nous avions bien posé le diagnostic de confusion
mentale, en raison de la forme du délire et de l'état physique, mais
rien ne nous avait permis d'en découvrir la cause. Un examen physique très complet n'avait donné aucune indication, bien que nous
étions sûrs de l'origine infectieuse de cette psychopathie. Les divers
organes paraissaient sains ; pas de fièvre, pas d'albuminurie, pas de
troubles physiologiques. Nous avions bien constaté l'existence de
cicatrices scrofuleuses, mais rien n'en faisait prévoir le réveil et nous
ignorions la persistance d'un écoulement intermittent, survenant tous
les deux mois environ, renseignement que la malade ne nous a donné
qu'après sa guérison. Point important à noter, les graves lésions
constatées à l'opération n'avaient donné lieu à aucun symptôme. Il
est heureux pour la malade que la tuberculose iléo-cæcale, qui évo-
luait si insidieusement et dont les toxines ont amené l'état mental
précédemment décrit, se soit révélée, sans quoi nous continuerions
probablement à ignorer l'origine de ce délire infectieux et il faut
reconnaître que Maria P... doit sa rapide guérison à cette connaissance et à l'intervention chirurgicale qu'elle a amenée.

1. Les règles viennent de réapparaître du 22 au 26 juillet.

Examen de la malade.

M. Picqué. — Chez la malade que nous vous présentons avec notre collègue Leroy il existait une tuberculose iléo-cæcale. J'ai réséqué le cæcum en totalité et pratiqué une anastomose entre la fin de l'intestin grêle et l'S iliaque. La malade a guéri de sa lésion et de son délire.

Ce cas me paraît intéressant à verser au débat, en cours à la Société médico-psychologique, sur l'origine périphérique des délires.

C'est bien en effet un délire d'origine périphérique et dépendant d'une lésion siégeant sur le cæcum.

La nature de la lésion est infectieuse, mais je tiens à faire remarquer que le syndrome infectieux manquait presque complètement chez la malade. La température était normale.

C'est par hasard que le foyer infectieux profond qui a été le point du départ du délire, s'est extériorisé, sous la forme d'un abcès ouvert à la région inguinale. Si cet abcès ne s'était pas produit, il eût été difficile, aussi bien pour le chirurgien que pour l'aliéniste de reconnaître l'existence de ce foyer et la malade aurait été certainement classée dans le cadre des confusions mentales primitives, dont quelques-uns veulent faire une entité morbide.

Les travaux de Ballet, de M. Maurice Faure indiquent bien cette tendance. L'analyse de ce cas montre, d'autre part, qu'on ne saurait le faire rentrer dans le cadre des délires infectieux, puisque la clinique réserve cette dénomination aux délires produits comme chez notre malade par un foyer infectieux, mais qui s'accompagne en outre, comme dans le délire puerpéral qui en constitue le type, du syndrome de la septicémie générale. Il faut, selon moi, lui réserver une place à part dans la pathogénie des délires d'origine périphérique. C'est un point sur lequel je me propose de revenir à la société médico-psychologique. Quant à la place qu'occupe la tuberculose dans la pathogénie des délires d'infection, il serait utile selon moi de distinguer les cas de tuberculose simple de ceux compliqués, comme chez notre malade, d'infection banale. Cette distinction ne semble pas avoir été faite jusqu'à présent et elle me paraît capitale.

M. Magnan. — Un fait qui me frappe dans l'observation, c'est l'éclosion du délire à la suite d'une émotion violente. Peut-être n'a-t-on pas fait entrer assez en ligne de compte la notion de dégénérescence dans la genèse de l'affection mentale.

M. Leroy. — La forme du délire et l'état physique de la malade me paraissent justifier le diagnostic de confusion mentale d'origine infectieuse.

M. Magnan. — Je reconnais que l'intervention chirurgicale a débarrassé la malade d'une cause sérieuse de trouble mental, mais qui ne suffit pas pour légitimer votre diagnostic.

M. Picqué. — Mon intention était de me borner aux précédentes explications et de me renfermer dans mon rôle de chirurgien.

Mais notre éminent président vient de formuler quelques réserves sur le peu de renseignements que M. le présentateur a donnés sur les antécédents héréditaires de la malade et a fait d'autre part, pressentir dans ce cas la possibilité d'une coïncidence entre l'opération et la guérison. Je demande à mes collègues la permission de lui répondre ces quelques mots et de me placer ainsi sur le terrain doctrinal.

Mon but n'a nullement été de diminuer l'importance de la doctrine de la dégénérescence que M. Magnan a défendue avec tant d'autorité dans notre pays. Mes élèves dans les travaux que je leur ai inspirés et moi-même avons toujours fait la plus large place à l'œuvre du maître de la psychiatrie française.

Nous avons toujours dit qu'il fallait tenir compte dans les délires de la graine et du terrain, de la maladie et du malade. Ce n'est pas diminuer l'importance de cette doctrine que de prétendre qu'à côté des influences morales qui peuvent produire le délire sur un terrain dégénératif, d'autres causes, parmi lesquelles les infections chirurgicales, peuvent aussi lui donner naissance.

Le cas que vous présentent M. Leroy et moi n'est pas isolé : chez cette femme c'est trois jours après une opération qu'un délire datant de plusieurs mois a disparu complètement. J'ai publié bien d'autres observations de ce genre. On ne peut vraiment pas admettre la coïncidence.

La malade avait déliré avant la maladie actuelle, elle pourra délirer après sous d'autres influences morales. La récidive ne pourra amoindrir le résultat obtenu par la chirurgie.

Société clinique de médecine mentale, 1911.

Le 20 février 1911, à la Société clinique de médecine mentale, j'ai eu l'occasion de présenter quelques observations sur le rôle de la chirurgie en psychiatrie à propos d'un cas de confusion mentale *avec délire onirique chez une albuminurique*. Discussion.

La communication que vient de vous faire M. Legras et son interne Fouqué m'engage à vous présenter quelques considérations sur le rôle de la chirurgie en psychiatrie. Voilà un délire d'auto-intoxication provoquée par une affection rénale. Dans ces conditions, on admet facilement l'action de celle-ci sur la production du délire, mais quand la lésion vient à siéger non plus sur un viscère profond, mais sur un organe accessible au chirurgien comme l'utérus ou un point de la périphérie d'un membre, alors on rejette le rôle de cette lésion et l'on interpose entre celle-ci et le délire, la dégénérescence mentale.

Pour beaucoup, le délire n'est plus qu'un aspect de la dégénérescence et cependant, dans les deux cas, l'identité du délire avec le délire infectieux est évidente.

J'ai présenté ici même avec mon collègue Leroy une femme internée depuis huit mois pour un délire qui présentait le même contenu que celui qui vient de nous être présenté. Au lieu d'une lésion rénale je lui découvre un cæcum tuberculeux ; j'en pratique la résection totale et j'établis une entéro-anastomose.

Le délire cesse au bout de trois jours et la malade reste guérie.

On nous a alors objecté que la malade était dégénérée et que sa guérison avait été une coïncidence.

Je me suis appliqué, dans une publication qui doit bientôt paraître, à réfuter cet argument trop facile de la coïncidence dans des cas analogues.

La doctrine de la dégénérescence que notre vénéré Président a défendue avec Morel, avec tant de talent et d'autorité, a conquis en psychiatrie une place qu'il ne m'appartient pas de lui contester. N'y a-t-il cependant pas quelque abus à l'appliquer aux cas dont il s'agit et ne doit-on pas admettre aujourd'hui l'existence des délires d'origine périphérique ? D'ailleurs Ballet, Maurice Faure et quelques autres auteurs n'ont-ils pas étudié les lésions de la cellule cérébrale, parfois temporaires qui se produisent dans les inflections périphériques ?

M. Trénel. — N'y a-t-il pas lieu de faire jouer à l'amaurose un certain rôle dans la modalité des hallucinations de la malade ? Ces hallucinations, tout en étant polymorphes, présentent, en effet, une certaine monotomie et une grande mobilité.

Un membre de la Société a observé un délire hallucinatoire chez un enfant atteint d'appendicite avec albuminurie, diminution de l'urée (5 grammes par vingt-quatre heures), avec présence d'indican et diminution du taux des phosphates abaissé à o, 45. On avait songé à un état mental ; l'opération amena la disparition du délire. L'analyse de l'urine est. d'un enseignement très précieux dans ces cas de délire toxique.

M. Picqué. — Les observations que je viens de présenter ne concernent qu'un nombre limité de faits. Il y aurait un grave inconvénient à les généraliser. Il ne suffit pas en effet qu'il y ait coexistence du délire et d'une lésion périphérique, pour qu'on soit autorisé à affirmer la subordination de l'une à l'autre.

A côté des indications évidentes d'intervention chez un sujet délirant, existent de nombreuses contre-indications. Il y a des aliénés auxquels il n'est pas permis de toucher sous peine d'aggraver le délire ou de provoquer l'éclosion de psychoses postopératoires.

De ce fait la chirurgie des aliénés présente de sérieuses difficultés ; aussi ai-je écrit depuis longtemps qu'elle ne pouvait se faire utilement qu'avec la collaboration de l'aliéniste et qu'il fallait en outre que le chirurgien aliéniste ait des connaissances toutes spéciales.

Le précédent orateur invoque l'examen des urines dont l'importance a été signalée par quelques écoles psychiatriques.

Ce qu'il faut avant tout, c'est connaître les réactions du cerveau malade devant l'intervention chirurgicale.

M. Buvat. — A propos de l'observation de M. Picqué, sur l'influence des infections chroniques dans la génèse des délires, je rapporterai le cas d'une jeune femme d'une trentaine d'années qui faisait des accès de dépression mélancolique avec conscience, accès assez accentués pour lui faire désirer la mort, et qui la mettait hors la vie habituelle pendant de longues périodes. Cette dépression mélancolique s'accompagnait d'une dégradation de l'état physique, perte de poids, asthénie temporaire. La région appendiculaire était douloureuse et on trouvait un empâtement manifeste de la région cæcale. MM. Legendre et Mauclaire confirmèrent le diagnostic d'appendicite chronique. La famille n'accepta pas l'intervention chirurgicale, mais sous l'influence du repos, les phénomènes de la fosse iliaque s'atténuèrent ; parallèlement les troubles dépressifs physiques et mentaux disparurent. Cette malade reprend la vie ordinaire avec ses fatigues, l'intestin la fait de nouveau souffrir et la dépression mélancolique reparaît ; chez elle, il y a parallélisme entre les troubles psychiques et les troubles appendiculaires.

M. Briand. — De telles observations ont le plus grand intérêt. Elles démontrent l'origine infectieuse d'un grand nombre de délires et c'est dans cette voie qu'il faut chercher la pathogénie, et aussi le traitement de la folie.

M. Picqué. — Je remercie mon excellent collègue de l'appui précieux qu'il apporte aux idées que je viens d'émettre et je tiens à rappeler, ici, qu'il a été autrefois, dans sa thèse, le précurseur des travaux qui ont été publiés depuis, surtout en Italie, sur l'infection du sang dans le délire aigu. C'est ainsi qu'il a pu contribuer à faire rentrer dans le cadre des délires infectieux le délire aigu qui était, naguère encore, considéré comme une entité morbide malgré les concessions qu'avait faites en 1901 Carrier dans son rapport au Congrès de Limoges.

M. de Clérambault. — Je pense ne pas contrister mon excellent maître M. le Dr Picqué en lui répondant que ses critiques s'adressent à bien peu d'entre nous. Constamment, mes confrères et moi, nous lui signalons des malades susceptibles d'une intervention, et nous les lui adressons pour leur plus grand bien comme aussi dans l'intérêt de la science.

M. le Dr Picqué n'a pas prétendu tracer en quelques mots un historique, même abrégé, de la question des délires par auto-intoxication et infection, historique qu'il a étudié tout spécialement. La critique que je veux formuler ne s'adresse donc aucunement à lui. Il est d'usage, dans l'historique de cette question, de citer abondamment certains pathologistes récents, et de ne pas remonter dans le passé (exception faite pour le travail très isolé de M. Briand, 1881) plus haut que les rapports de MM. Régis et Chevallier-Lavaure (1893), Carrier, etc. Or, le travail de M. Chaslin sur la confusion mentale contient expressément toutes les idées actuelles sur les infections, intoxications et insuffisances sécrétoires ; il est synthétique, doctrinal, global ; en fait, c'est de lui que tout le mouvement aliéniste contemporain dérive. Pour juger du degré de nouveauté qu'il présentait à cette époque, il suffit de voir quelles objections lui ont adressées, au congrès de Blois (1892), tels auteurs qui se sont montrés depuis des plus zélés à en propager les idées. Tout le monde en connaît au moins le titre. Cependant c'est comme un usage consacré, dans les publications récentes, de ne pas le citer. Notre société se doit de réagir contre cette tradition regrettable.

M. Picqué. — Depuis longtemps mon excellent collègue M. de Clérambault m'aide dans mes études en s'appliquant à envoyer dans mon service des cas intéressants et je tiens à l'en remercier. Je le sais donc acquis aux opinions que je défends devant vous.

Il a bien fait de rappeler ici les études que notre savant collègue Chaslin a publiées sur la confusion mentale, le premier travail qui ait paru en France, et je suis heureux de dire publiquement que j'y ai puisé de précieuses notions.

En mars 1911 j'ai présenté à la Société clinique de médecine mentale un cas d'*accès maniaque survenu chez une femme récemment accouchée et guérie par l'intervention chirurgicale*. — Discussion.

M. Élise, 20 ans, entré au Pavillon de chirurgie, le 6 novembre 1910, pour un accès maniaque survenu après un accouchement récent.

Antécédents héréditaires. — Grande irritabilité chez les parents et grands-parents.

Deux sœurs, l'une d'elles a des crises nerveuses au moment de la menstruation.

Société clinique de médecine mentale, 1911.

Antécédent personnel. — Pas de maladie antérieure. Réglée à 14 ans. La menstruation est normale, mais la malade souffre constamment au moment des époques. Présente un caractère habituellement irritable qui s'accentue à chaque époque menstruelle. Travaille depuis cinq ans dans la même maison.

Une première grossesse s'est effectuée sans incident notable.

A accouché à la Pitié à terme, le 20 octobre 1910. Le travail a duré 13 heures et demie. Applications de forceps, a quitté l'hôpital le 11ᵉ jour sans avoir présenté aucun accident.

Deux jours après sa sortie, début brusque des accidents psychiques caractérisés par des hallucinations, de l'agitation, des idées de persécution, elle prétend que sa mère bat l'enfant et se sauve avec lui.

C'est alors qu'elle est envoyée au dépôt, où M. Legras délivre le certificat suivant : Excitation maniaque d'origine puerpérale. Désordre des idées et des actes. Loquacités, cris, chants, insomnie. Elle cherche à s'évader de la chambre, en grimpant sur son matelas et en s'accrochant à la grille de la fenêtre.

Elle est alors envoyée à Sainte-Anne (service de l'admission) ; à son arrivée la malade présente une température très élevée, 39° le matin, 39°,6 le soir. Dans la note qu'il m'a adressée M. Juquelier déclare que l'état maniaque est toujours très marqué : cris, chants, grossièretés, insultes aux personnes qui s'approchent d'elle. Illusion, pas d'hallucination.

Le certificat de M. Juquelier est ainsi rédigé :

Excitation maniaque avec euphorie, fuite des idées. Logorrhée. Désordre des actes. Accouchée le 20 octobre, fièvre. Contusion.

Elle est alors envoyée au Pavillon de chirurgie, le 7 novembre. La température est de 40°.

A l'examen on constate que l'utérus est gros, mais dans l'axe, et que le col entr'ouvert laisse écouler un liquide fétide. Rien d'appréciable dans les annexes.

Un curettage est aussitôt pratiqué. La curette ramène une grande quantité de débris placentaires, situés principalement au niveau des cornes utérines.

Lavage à l'eau oxygénée et attouchement à la glycérine créosotée.

Dès le soir la température qui le matin était à 39° tombe à 38°,6.

Le lendemain elle atteint 37°,6 ; depuis elle est tombée encore à 37° pour y rester définitivement.

En même temps que la chute de la température les symptômes psychiques graves ont disparu ; la conscience est revenue ; la malade est désormais beaucoup plus calme.

M. Juquelier a bien voulu revoir la malade à diverses reprises. Voici la note qu'il m'a adressée.

21 novembre 1910. — Examen : amélioration considérable de l'état mental. Persistance d'un état d'exaltation très légère. Exubérance. Hyperactivité. Euphorie. Familiarités. Cependant la malade s'occupe utilement et n'a plus de fuite des idées.

29 novembre. — Le calme s'accentue. État satisfaisant. Certificat de quinzaine (21 novembre, Dr Juquelier). Exaltation maniaque en voie de décroissance.

M. Picqué a gardé la malade en observation pendant plusieurs semaines pour pouvoir suivre lui-même les progrès de la guérison.

Le 19 février la malade quitte l'asile avec le certificat suivant rédigé à cette date par M. Juquelier : Est guérie de son accès maniaque· Peut être remise en liberté.

Cette maladie vient ajouter un nouveau cas à ceux dans lesquels la guérison d'un accès maniaque est survenue rapidement après une intervention.

Les détails de l'observation nous permettent d'établir une corrélation entre la suppression d'un foyer infectieux et la disparition du délire.

M. avait de la fièvre en entrant au Pavillon : le délire ou la fièvre *ont disparu presque en même temps,* sous l'influence du curettage.

Certes les accès maniaques *guérissent spontanément* et l'on pourrait alors invoquer la *coïncidence.* Mais il ne faut pas oublier que dans certains cas les foyers infectieux peuvent *aussi s'éteindre* spontanément : dès lors quand un accès maniaque disparaît seul, on n'est pas autorisé à dire qu'il *s'est développé en dehors de l'infection.*

L'argument de la coïncidence a d'ailleurs *contre lui la rapidité* avec laquelle disparaît l'accès maniaque.

Dans une série de cas que j'ai publiés en 1905 dans la *Revue de psychiatrie*, j'ai noté avec soin le temps qui s'était écoulé dans 13 cas entre le moment de la guérison mentale et l'acte opératoire.

Pour 4 malades internés depuis longtemps, le temps a été de 6, 9, 26 et 29 jours. Il en a été de même dans le cas de Leroy, que je rappelais l'autre jour à propos de la communication de M. Legras.

Quant aux échecs de l'intervention dans ces cas, il faut également tenir compte du temps écoulé depuis l'apparition de l'accès maniaque jusqu'à l'intervention.

Sous ce rapport *la chronicité* joue un grand rôle.

Un délire peut guérir si l'on supprime dès son apparition la cause qui lui a donné naissance, mais devenir incurable si l'on n'intervient pas à temps.

Examen de la malade.. — M. Legras. — Vous rappelez-vous ce que vous disiez alors ?

La malade. — J'avais l'idée que j'étais riche, que je voulais voyager. Je me rappelle aussi que j'ai voulu me sauver par la fenêtre de la chambre où j'étais.

M. Juquelier. — La netteté des souvenirs justifie, à distance, le diagnostic d'état maniaque que nous avons porté lorsque cette malade a dû être admise à l'asile : le fait vaut la peine d'être noté, car on pourrait songer qu'il s'est plutôt agi, dans le cas actuel, d'un syndrome de confusion mentale avec délire hallucinatoire.

M. Vigouroux. — Si le syndrome confusionnel traduit fréquemment un état toxi-infectieux, l'état maniaque n'est cependant pas dans les mêmes circonstances absolument exceptionnel, surtout dans la puerpéralité ou l'urémie. J'ajoute que M. Picqué prêche des convertis, et que pour ma part j'admets entièrement son interprétation.

M. Picqué. — M. Vigouroux a déjà exprimé, il y a deux ans, dans une discussion à la Société médico-psychologique ses idées sur cette question, et je suis très heureux de me rencontrer avec lui. Si je vous présente aujourd'hui une malade au sujet de laquelle vous admettez que le délire l'ayant amenée à l'asile a une origine périphérique, c'est parce qu'à propos de la malade que j'ai présentée l'an dernier avec M. Leroy, guérie dans les mêmes conditions, des opinions divergentes se sont manifestées.

J'ai tenu encore à vous faire cette présentation parce que les accoucheurs ont eux-mêmes une tendance à n'envisager, dans ce cas, que la prédisposition mentale. Dans la communication que je me propose de faire prochainement à la Société d'obstétrique, je désire porter devant mes collègues votre opinion formelle sur ce point.

———————————

PɪᴄQᴜÉ. 18

TRAVAUX SUR LA CHIRURGIE DES ALIÉNÉS
DE 1892 A 1911[1]

TRAVAUX PERSONNELS

Études générales.

1. Lucien Picqué, Rapports annuels à M. le Préfet de la Seine de 1892 à 1911. Sur le service du Pavillon de chirurgie.
2. — De l'assistance chirurgicale des aliénés dans les asiles publics du département de la Seine. *Revue philanthropique,* 10 décembre 1899.
3. — De l'intervention chirurgicale chez les aliénés envisagée au point de vue légal. *Bulletin médical,* 16 novembre 1898.
4. — La chirurgie des aliénés envisagée au point de vue légal et administratif. Congrès international d'assistance publique et de bienfaisance privée. 2e Section, 1900.
5. — Rôle du chirurgien dans les asiles d'aliénés. Congrès international de médecine. Section de psychiatrie. Paris, 1900.
6. — A propos de l'intervention chirurgicale chez les aliénés. *Progrès médical,* 1902.
7. — De l'intervention chirurgicale chez les aliénés. *Bulletin de la Société de médecine légale.* Rapport lu à la séance du 12 mai 1902.

---

1. La plupart de ces travaux ont été faits au Pavillon de chirurgie (1901-1911) ; ils ne comprennent que mes travaux personnels, ceux de mes collaborateurs et de mes élèves.

8. — Sur l'assistance chirurgicale des aliénés. Conférence faite à l'asile clinique devant la Société des architectes diplômés le 25 mars 1901.

9. — Le Pavillon de chirurgie des asiles publics d'aliénés. *Archives de neurologie*, janvier 1901.

10. — Des rapports de la chirurgie et de la psychiatrie. *Revue de psychiatrie*, 1903.

11. — De l'intervention chirurgicale chez les aliénés devant la loi de 1838. *Société de médecine légale*, 1903.

12. — La chirurgie des aliénés. *Revue de psychiatrie*, décembre 1902.

13. — De l'intervention chirurgicale chez les aliénés envisagés au point de vue légal. Rapport à la *Société de médecine légale*, janvier 1905.

14. — Du consentement préalable des malades en matière d'intervention. Lecture faite à la *Société d'obstétrique*, 1905.

15. — Conférences faites au Pavillon de chirurgie aux médecins, aides-majors, élèves et stagiaires de la promotion 1904-1905. 1. Ce que doit être un service de chirurgie; 2. Délire traumatique et psychoses infectieuses ; 3. États hypocondriaques et varicocèle ; 4. Des traumatismes crâniens dans leurs rapports avec l'aliénation mentale envisagés surtout au point de vue militaire.

16. — Ce que doit être à notre époque la chirurgie des aliénés. *Revue de psychiatrie*, 1907.

17. — La chirurgie des aliénés, son objet, ses applications à la chirurgie générale, ses résultats. Discours prononcé à l'occasion du 7ᵉ anniversaire de la fondation du service.

18. — Rapports de la chirurgie et de la psychiatrie. Des origines extra-cérébrales de la folie. *Société de psychiatrie*, 27 avril 1911.

Psychoses post-opératoires.

1. Lucien Picqué, Du délire psychique post-opératoire, *Société de chirurgie*, 1ᵉʳ mars 1898.

2. Lucien Picqué et Briand, Des psychoses post-opératoires. Du rôle que la nature de l'opération chirurgicale peut jouer dans leur production. *Société de chirurgie,* 9 mars 1898.

3. Lucien Picqué, Que doit-on entendre par psychoses post-opératoires. *Bulletin médical,* 14 septembre 1898.

4. — Sur 3 cas de troubles psychiques post-opératoires. *Société de chirurgie,* 1902. Rapport.

5. Lucien Picqué et Dagonet, Note sur la neurasthénie post-opératoire. *Recueil des travaux du service,* 2ᵉ volume, Masson, éditeur.

6. Lucien Picqué et Briand, Nouvelle contribution à l'étude des psychoses post-opératoires. *Archives de neurologie,* mars 1903.

Psychoses infectieuses et puerpérales.

1. Lucien Picqué, Du délire infectieux. *Société médico-psychologique,* 1905.

2. — Délire infectieux et délire alcoolique. *Société de chirurgie,* 1905.

3. — Délire infectieux et délire alcoolique (Discussion). *Société de chirurgie,* mars 1905.

4. — De quelques considérations sur les psychoses puerpérales. Congrès des aliénistes. Session de Pau.

5. — Considération sur les psychoses postpartum (fausses aliénées et folie viscérale). *Soc. d'obstétrique de Paris,* janvier 1905.

6. — Les infections latentes d'origine utérine chez les nouvelles accouchées et leur importance en médecine mentale. *Arch. de psychiatrie,* janvier 1905.

7. — Psychoses infectieuses et intervention chirurgicale. *Chirurgie des aliénés. Recueil de travaux,* 6ᵉ volume.

8. — Les psychoses chirurgicales d'origine infectieuse. La stupeur primitive des opérées. Lecture faite à l'Académie de médecine, 18 octobre 1910.

9. — A propos des psychoses puerpérales. *Société d'obstétrique,* mai 1911.

Documents pour servir à l'étude de la prophylaxie des psychoses traumatiques.

1. Lucien Picqué et A. Marie, de Villejuif, Traumatisme et folie. Congrès des aliénistes, Grenoble.
2. Lucien Picqué, Traumatisme crânien et troubles mentaux. *Société médico-psychologique,* 29 juillet 1906.
3. — De la trépanation d'emblée dans les traumatismes récents du crâne envisagée dans ses rapports avec la prophylaxie des psychoses traumatiques. *Société de chirurgie,* 27 juillet 1907.
4. — Sur une série de traumatismes crâniens. *Rapport à la société de chirurgie,* 2 mars 1909.
5. — A propos des indications opératoires dans les traumatismes crâniens. *Société de chirurgie,* 18 mars 1909.
6. — Contribution à l'étude des épanchements sanguins intra-crâniens. *Rapport à la société de chirurgie,* 21 décembre 1910.
7. — Traumatisme crânien. Épilepsie consécutive, interventions multiples. *Société de chirurgie,* 24 novembre 1910. Présentation d'un malade.
8. — Sur le traitement des traumatismes fermés du crâne. *Société de médecine militaire,* 5 janvier 1911.
9. — De l'épilepsie traumatique. Étude de pathogénie et de diagnostic. *Académie de médecine,* 16 mai 1911.

Documents pour servir à l'étude des obsessions en chirurgie.

1. Lucien Picqué, Phimosis et obsessions. Chirurgie des aliénés. *Recueil des travaux,* 5e volume.
2. — Anus iliaque et psychopathies. Chirurgie des aliénés. *Recueil des travaux,* 5e volume.
3. Lucien Picqué et Mariau, Appendicalgie et hystérie, chirurgie des aliénés. *Recueil des travaux,* 5e volume.
4. et 5. Lucien Picqué, De l'appendicalgie, 1re note. Société de chi-

rurgie, 24 février 1904, à propos d'une communication de M. Guinard ; 2e note. *Société de chirurgie,* 9 mars 1904.

6. — Varicocèle et obsessions. Note lue à la *Société de médecine,* 1904.

7. — Ectopie rénale et psychopathie. Indications opératoires. *Soc. de médecine,* 19 décembre 1904.

8. — A propos de la castration et de la prothèse testiculaire. *Soc. de médecine,* 14 mai 1904.

Délire d'origine périphérique et intervention chirurgicale.

1. Lucien Picqué et Febvré, Contribution à l'étude du délire d'origine sympathique. *Annales médico-psychologiques,* 1893.

2. — Observation de folie sympathique. *Société médico-psychologique,* 26 décembre 1898.

3. — Du rôle de l'intervention chirurgicale et en particulier des opérations gynécologiques dans certaines formes d'aliénation mentale. *Société de chirurgie,* 29 mars 1899.

4. Lucien Picqué, États psychiques et maladies des voies génito-urinaires de l'homme. *Revue de psychiatrie,* juillet 1902.

5. — De la guérison de certains délires à la suite des interventions chirurgicales. Chirurgie des aliénés. *Recueil des travaux du service,* 1904. 3e volume, Masson, éditeur.

6. Lucien Picqué, De l'hypocondrie symptomatique envisagée au point de vue chirurgical. Congrès des aliénistes de Rennes, 1905.

7. — Sur les conditions de l'intervention chirurgicale chez les hypocondriaques. *Revue de psychiatrie,* 1906.

8. — Psychothérapie et psychothérapeutique chirurgicale. *Revue de psychiatrie,* 1907.

9. — Du traitement rationnel du délire systématisé à forme zoopathique. *Société médico-psychologique,* février 1908.

10. — Note sur la formation des idées et spécialement de l'idée délirante de possession. Psychothérapie et essai de rééducation

mentale après une pylorectomie. Chirurgie des aliénés. *Recueil des travaux,* septième volume, 1907.

11 et 12.   —   De l'origine périphérique de certains délires. *Société médico-psychologique,* 1908. Première communication, cénesthésie et somatisme. Deuxième communication, examen des faits, 1909, Discussion par Vigouroux, Arnaud, Vallon, Sollier.

13. Picqué et Leroy, Confusion mentale hallucinatoire et tuberculose iléo-cæcale. Intervention chirurgicale. Guérison. *Société clinique de médecine mentale,* 19 juillet 1909.

14. Lucien Picqué, Des déviations utérines : importance des données de la psychiatrie dans l'étude des indications thérapeutiques. *Académie de médecine,* 3 janvier 1911. Rapport de M. Richelot.

15.   —   Du rôle de la chirurgie en psychiatrie, à propos d'une communication de M. Legras. *Société clinique de médecine mentale,* 20 février 1911. Discussion.

16.   —   Accès maniaque survenu chez une femme récemment accouchée. Curettage suivi de guérison. Présentation de la malade. *Société clinique de médecine mentale,* mars 1911.

TRAVAUX DIVERS SUR LA CHIRURGIE DES ALIÉNÉS

1. Lucien Picqué, Des indications opératoires chez les aliénés. 12 juillet 1899. *Bulletin médical.*

2. Lucien Picqué et Febvré, Du rôle de l'hygiène et de la gynécologie dans les services de femmes aliénées. Congrès des aliénistes de Marseille, 1899.

3.   —   Considérations statistiques sur le service des observations gynécologiques de l'asile de Ville-Évrard en 1899. *Archives de neurologie,* 1901.

4. Lucien Picqué et Perronne, architecte, Le Pavillon de chirurgie de l'asile clinique Saint-Anne. Étude technique. *Chirurgie des aliénés.* Recueil des travaux.

5. Lucien Picqué, A propos de l'opothérapie ovarienne. *Progrès médical*, mars 1901.

6. — Chloroforme et psychopathies. *Société de chirurgie*, 31 janvier 1906.

7. — De l'inutilité et du danger des opérations simulées. *Société de chirurgie*, 1907.

8. — Des inconvénients de l'alitement chez les opérés envisagés au point de vue mental. *Société de chirurgie*, 1908.

9. — Troubles psychiques et syndrome ovarien. Congrès des aliénistes. Session de Dijon, 1908.

10. — De la douleur en chirurgie. *Académie de médecine*, 17 juillet 1910.

THÈSES ET TRAVAUX DE MES COLLABORATEURS
ET ÉLÈVES

1. A. Pelas, Rôle de la chirurgie dans l'étiologie et le traitement de l'aliénation mentale. *Thèse* pour le doctorat en médecine, Paris.

2. M. Eonnet, Un Pavillon de chirurgie modèle. *Thèse* pour le doctorat en médecine, 1900.

3. S. Mallet, Sur un cas de psychose amélioré à la suite d'une intervention chirurgicale. *Chirurgie des aliénés. Recueil des travaux du service*, deuxième volume, Masson, éditeur.

4. J. Colombani, Des troubles psychiques dans les affections génito-urinaires de l'homme. *Thèse* pour le doctorat en médecine, Paris 1901.

5. Paon, Résultats éloignés de la trépanation dans l'épilepsie. *Thèse* pour le doctorat en médecine, Paris, 1899.

6. J. Mallet, Contribution à l'étude des indications opératoires chez les aliénés libres ou internés (obsédés et hypocondriaques). *Thèse* pour le doctorat en médecine, Paris, 1901.

7. Pelas (de Verdun), La chirurgie des aliénés. *Gaz. hebdomadaire*, 1903.

8. Privat de Fortunié, Études sur les délires postpartum. *Thèse* pour le doctorat en médecine, Paris, 1904.

9. Toubert, du Val de Grâce, Influence de la cure des otites suppurées sur certaines affections mentales concomitantes. *Société française d'otologie, laryngologie*, mai 1904.

10. Viollet, Des traumatismes crâniens dans leurs rapports avec l'aliénation mentale. Paris, *Thèse* pour le doctorat en médecine, 1905.

11. —— Deux cas de perversion sexuelle causée par des difformités acquises des organes génitaux. Chirurgie des aliénés. *Recueil des travaux*, cinquième volume. 1905.

12. Léon Tixier, Quelques considérations sur un cas d'aphasie hystérique consécutif à un traumatisme important de la région rolandique gauche. *Archives de médecine*, 1905.

13. —— Indications opératoires dans les traumatismes anciens du crâne. *Revue de chirurgie*, 1905 (Prix de la Société de chirurgie).

14. M. Marchand, Chloroforme et psychopathies. *Thèse* pour le doctorat en médecine, Paris, 1906.

15. Froissard, La paralysie générale post-traumatique. *Thèse* pour le doctorat en médecine, Paris, 1907.

16. A. Latapie, États mélancoliques et états infectieux chroniques et latents d'origine chirurgicale. *Thèse* pour le doctorat en médecine, Paris, 1908.

17. L. Latapie, De la protection légale de la santé de l'aliéné. *Thèse* pour le doctorat en droit, Paris, 1906.

18. Vallet, Etude de droit comparé sur la protection légale de la santé de l'aliéné. *Thèse* pour le doctorat en droit, Paris, 1910.

19. Privat de Fortunié, Lésions de l'appareil génital de la femme. Leur rôle en pathologie mentale. Chirurgie des aliénés. *Recueil des travaux*, huitième volume.

20. Juquelier, Indications et contre-indications du séjour au lit dans les états mélancoliques (alitement thérapeutique et alitement forcé). Chirurgie des aliénés. *Recueil des travaux*, huitième volume.

Résumé, j'ai publié personnellement depuis l'année 1898 76 mémoires, études générales, leçons, rapports et notes.

Mes élèves et collaborateurs ont publié dans la même période sur la chirurgie des aliénés proprement dite 20 travaux dont 12 thèses de doctorat.

Les travaux du Pavillon de chirurgie comprennent encore 65 mémoires dont 3 thèses de doctorat publiées par mes élèves et par moimême sur des sujets divers de chirurgie générale intéressant spécialement les aliénés.

(Voir *Chirurgie des aliénés*.) Recueil de travaux, Masson, éditeur, 7 volumes : le 8e et le 9e sont sous presse.

TABLE DES MATIÈRES

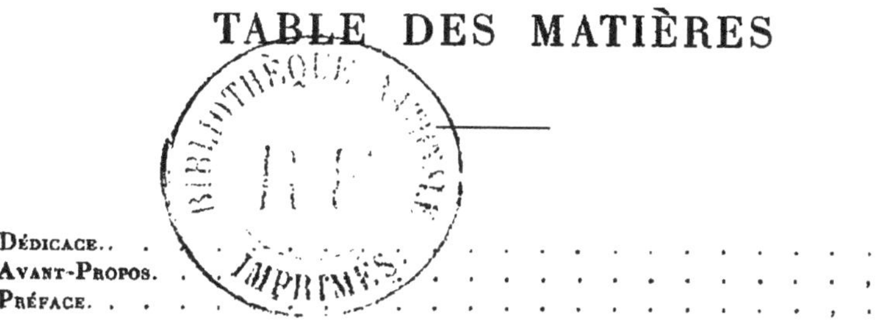

Dédicace..   V
Avant-Propos. . . . . , . .   VII
Préface. . . . . , . .   I

CHAPITRE PREMIER

Introduction à l'étude des rapports pathologiques du corps et de l'esprit. — Histoire et doctrines.

Sommaire : Des rapports du corps et de l'esprit dans l'antiquité. Platon. Aristote précurseur de la psychologie expérimentale Résumé de sa doctrine. Conception de la pensée à l'état normal et pathologique.

Origine de l'école somatique ancienne, Conception galénique. Gallien s'appuie sur la philosophie aristotélicienne. Son traité des mœurs de l'âme. Les lieux affectés : sympathie et folie sympathique.

Apparition de la doctrine en Occident. Historique, Les invasions arabes en Asie mineure mettent le monde musulman au contact de la civilisation grecque. Philosophes et médecins arabes. L'école de Bagdad : Rhazes. Son successeur : Avicenne, disciple d'Aristote. Invasions arabes en Occident. C'est par l'Espagne musulmane que les travaux de Gallien pénètrent surtout en Orient. Raymond de Tolède. Le dernier philosophe musulman de Cordoue : Averroes.

Importation directe de la science grecque par la Sicile et le royaume de Naples, Les écoles romaines. Herrschel de Berlin, Renzi de Naples, Littre et Daremberg.

Au moment de la Renaissance, la doctrine de Galien survit à la disparition de la littérature gréco-arabe ; elle domine jusqu'à la fin du xviiie siècle.

De la folie sympathique à travers les âges. 1º Avant l'ère chrétienne. Hipocrate, Aretée de Cappadoce ; 2º Le Bas-Empire : Soranus, Celse, Oribase, A. de Tralles, Paul d'Egine.

Le moyen âge, la Réforme, la médecine et la théologie, Paracelse, Van Helmont, F. Plater, Th. Bonet ; Le Sepulchretum.
La fin du Galénisme. L'école somatique moderne : Morgagni.

Période moderne et contemporaine : L'école empirique anglaise et française.
Les sensualistes français : Condillac et Cabanis : La psychologie expérimentale.
L'école de Wundt de Leipsich. La psycho-physiologie
L'école de Ribot : La psycho-pathologie.   21

CHAPITRE II

Écoles somatiques. — Doctrines. — Chirurgie des aliénés.

Les écoles somatiques françaises : Esquirol, Morel : dégénérescence mentale et influences extracérébrales ; les deux doctrines peuvent se concilier.
La folie sympathique : Loiseau, Baillarger. Azam et Mairet, Marcé, Legrand du Saule, Luys.
L'école somatique allemande : Nasse et Jacobi.
L'école somatique chirurgicale d'Amérique et du Canada : Rohé de Baltimore, Hobbs de London (Ontario).
Tendances actuelles de la psychiatrie française. La doctrine de la cénesthésie. L'école clinique : Joffroy.
La chirurgie des aliénés en France. Aperçu historique.
Les obstacles divers qu'elle a rencontrés. Le cas de Courty a créé un sérieux obstacle scientifique. La lutte entreprise il y a un quart de siècle contre l'essor de la chirurgie générale a paralysé pendant de longues années la chirurgie des aliénés. Les psychoses post-opératoires devant la Société de chirurgie.
Erreurs de la chirurgie américaine : du traitement systématique de la folie.
Réaction au Canada, en Italie, en Belgique. Enquêtes et consultations internationales. Examen critique des statistiques étrangères.
Il convient de replacer la chirurgie des aliénés sur le terrain de la chirurgie ordinaire : c'est la conception que M. Picqué s'est appliqué à faire prévaloir en France.
Progrès de la thérapeutique des aliénés. L'assistance chirurgicale des aliénés devient la conséquence logique du mouvement d'opinion qui s'est fait jour en France depuis un demi-siècle sur le traitement des aliénés.
Rôle humanitaire de la chirurgie des aliénés. Traitement des maladies intercurrentes. Nécessité de supprimer chez l'aliéné les souffrances physiques. Opinion d'Esquirol.
L'évolution administrative suit l'évolution scientifique. Création du Pavillon de chirurgie en 1901.
Le danger d'aggraver l'état mental par une intervention oblige le chirurgien à pénétrer dans le domaine de la psychiatrie. Contre-indications opératoires d'ordre mental.

Rapports des troubles mentaux avec les lésions périphériques. Leur étude conduit aux indications opératoires d'ordre mental.
Origine de la chirurgie de l'aliénation mentale.. 46

CHAPITRE III

Origines extracérébrales du délire.

Des formes mentales susceptibles de reconnaître une origine périphérique : délires partiels (mélancoliques ou hypocondriaques). Certains délires généralisés doivent y rentrer.

Etude des causes : Pour certains psychiatres tout délire à base infectieuse, quelle que soit sa forme, doit rentrer dans les délires infectieux.

Distinction clinique entre le délire infectieux aigu et le délire à base infectieuse chronique. Dans le premier le délire n'occupe qu'une place secondaire. Dans le deuxième il est persistant et constitue toute la maladie ; son contenu peut être le même que dans le délire aigu, mais en général il revêt une forme différente. Il semble donc arbitraire de distraire du groupe des délires périphériques la notion d'infection chronique.

Il est indispensable de préciser les formes mentales. Délire onirique. En ce qui concerne l'hypocondrie, on ne doit retenir que l'hypocondrie simple, indépendante de toute altération structurale des centres ou de troubles dynamiques relevant de la cénesthésie cérébrale.

Du délire zoopathique. Erreurs dans les groupements nosologiques. Caractères d'une bonne classification.

De la notion d'incurabilité des délires considérée à tort comme une preuve de l origine cérébrale.

Critique des statistiques et des observations publiées. Permanence et incurabilité ne sont pas des termes équivalents, mais la notion d'évolution et d'incurabilité sont inséparables.

Les psychiatres voient surtout les malades à une époque tardive d'incurabilité apparente ou réelle.

La recherche de la lésion présente de grandes difficultés : les perfectionnements incessants de la chirurgie tendent à diminuer le nombre des psychoses essentielles en décelant des lésions méconnues jusqu'à ce jour.

Douleur physiologique. Sa nature est à l'heure actuelle l'objet de nombreuses divergences. Réfutation des arguments expérimentaux, pathologiques et tératologiques qui tendent à faire de la douleur une simple sensation et à rejeter l'élément subjectif qui est à sa base.

Douleur pathologique : définition et variétés.

L'opposition de l'école de Berne à l'examen somatique. Nécessité d'un examen méthodique.

Inspection systématique des aliénés en Amérique, au Canada et en Russie.

Desiderata en France au point de vue légal et administratif. Etablissement d'un poste gynécologique à l'asile de Ville-Evrard. Dr Febvré. Résultats obtenus. 109

CHAPITRE IV

Terrain pathologique et prédisposition acquise. Formation de l'idée délirante.

Sommaire : La dégénérescence mentale héréditaire. Son démembrement. Rôle du traumatisme. Dégénérescence mentale traumatique.

Formation du terrain hypocondriaque en dehors de l'hérédité.

De l'influence des troubles périphériques. Concessions faites à ce point de vue par les partisans de la dégénérescence. De la prédisposition latente.

Discussion à la Société médico-psychologique.

Opinions contradictoires sur le rôle des troubles périphériques. Pour M. Arnaud la prédisposition prédomine. Pour MM. Sérieux, Sollier et Vigouroux, il convient d'admettre une classe de malades qui sont des interprétateurs hypocondriaques de troubles organiques..

Il faut distinguer la prédisposition à l'hypocondrie et ses manifestations. Importance des données de la clinique.

Le retour de la personnalité normale du sujet après la disparition de la lésion constitue un enseignement utile à la psychologie expérimentale. Relation d'un cas.

Formation de l'idée délirante : délires transitoires et permanents. Dans ceux-ci le caractère de permanence n'est-il qu'apparent ou peut-il tenir à la persistance même d'une lésion curable mais non reconnne.

Du rôle des sensations pathologiques dans la formation des idées.

Examen du problème psychologique. De l'erreur et du délire. De l'erreur chez les sujets normaux atteints ou non d'affections corporelles. Dispositions héréditaires. La constitution émotive. Du rôle de l'infection. Etude psychologique d'un cas.

Opinions des aliénistes sur les relations de l'erreur et du délire. M. Sérieux, M. Régis

Les éléments fournis par la psychiatrie à la solution du problème. Conclusions.   134

CHAPITRE V

Méthode chirurgicale et médecine mentale.

Sommaire : Méthode chirurgicale et ses résultats. Principes sur lesquels elle a été fondée. Ses moyens d'action.

Méthode clinique : celle-ci est insuffisante dans ses moyens et contestable dans ses résultats. Opinion de Glénard sur la chirurgie de la folie.

Eléments de la méthode chirurgicale.

1° La connaissance du malade exige une étude psychiatrique. Détermination de l'espèce morbide.

Délire à forne onirique. Des mélancoliques et des hypocondriaques. Délimitation du terrain normal. Analyse mentale à l'état sain et morbide. Rôle de l'observateur : Lasègue, Pierre Delbet, Rageot.

2º L'étude des rapports de la lésion avec la maladie mentale constitue un problème de clinique et de physiologie pathologique.

Dosage du trouble subjectif. Douleurs de voisinage. Douleurs exagérées ou inventées. Manie ou masochisme opératoire. Troubles généraux de la nutrition.

Procédé utilisé pour la recherche de la lésion. Inconvénients des longs examens chez les hypocondriaques.

L'évolution des troubles subjectifs fournit des renseignements précieux.

De l'acte opératoire.

3º Emploi du procédé statistique : conditions que doit remplir une statistique rigoureusement scientifique. Les éléments qui la constituent doivent être comparables entre eux et strictement superposables.

4º Contrôle de la méthode à l'aide de la pathologie générale, de l'anatomie pathologique et de la clinique.

Objections aux résultats obtenus. Discussion.

La maladie et le malade. Prédisposition variable des sujets à délirer.

Condition de la propagation à l'organisme d'un foyer septique localisé. Ses éléments de résistance.

De la coïncidence invoquée contre la valeur curative des interventions.

Les conditions dans lesquelles la guérison se produit doivent être prises en considération. .

Sa rapidité. Du temps écoulé entre l'acte opératoire et la guérison mentale.

De la suggestion invoquée comme cause de guérison après l'intervention. Des opérations simulées : résultats négatifs.

Des échecs : leurs vraies causes. Retards dans la guérison. Rechutes. Persistance du délire.

Il faut tenir compte du temps écoulé entre le début de la maladie et l'intervention. Du rôle de la chronicité.

Des notions cliniques. Nature de l'infection.

Son influence sur la forme et la curabilité du délire. Lésions à foyers multiples et difficiles à atteindre. Disposition complexe des foyers.

De la prédisposition. Interprétation des récidives. 163

CHAPITRE VI

Résumé et conclusions. 189

CHAPITRE VII

Docúments justificatifs. 205

CHAPITRE VIII

**Sommaire des travaux faits au Pavillon de chirurgie.
Sur la chirurgie des aliénés.** 275

CHARTRES. — IMPRIMERIE DURAND, RUE FULBERT.

Picqué.